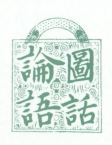

图话
《论语》

中医师承学堂·中医人必读国学经典

龙若飞 编著

同有三和 书系主编

全国百佳图书出版单位
中国中医药出版社
·北京·

图书在版编目（CIP）数据

图话《论语》/ 龙若飞编著. — 北京：中国中医药出版社，2023.2
（中医师承学堂.中医人必读国学经典）
ISBN 978-7-5132-7918-5

Ⅰ.①图… Ⅱ.①龙… Ⅲ.①《论语》- 研究
Ⅳ.① B222.25

中国版本图书馆 CIP 数据核字 (2022) 第 218087 号

中国中医药出版社出版
北京经济技术开发区科创十三街 31 号院二区 8 号楼
邮政编码　100176
传真　010-64405721
北京联兴盛业印刷股份有限公司印刷
各地新华书店经销

开本 710×1000　1/16　印张 16.25　字数 63 千字
2023 年 2 月第 1 版　2023 年 2 月第 1 次印刷
书号　ISBN 978-7-5132-7918-5

定价　118.00 元
网址　www.cptcm.com

服 务 热 线　010-64405510
购 书 热 线　010-89535836
维 权 打 假　010-64405753

微信服务号　zgzyycbs
微商城网址　https://kdt.im/LIdUGr
官方微博　http://e.weibo.com/cptcm
天猫旗舰店网址　https://zgzyycbs.tmall.com

如有印装质量问题请与本社出版部联系（010-64405510）
版权专有　侵权必究

凡例

1. 本书分作二十篇：《学而第一》《为政第二》《八佾第三》《里仁第四》《公冶长第五》《雍也第六》《述而第七》《泰伯第八》《子罕第九》《乡党第十》《先进第十一》《颜渊第十二》《子路第十三》《宪问第十四》《卫灵公第十五》《季氏第十六》《阳货第十七》《微子第十八》《子张第十九》《尧曰第二十》。

2. 本书每篇分章依据，以《论语注疏》为主，综合各家，如刘逢禄《论语述何》、刘宝楠《论语正义》及蒋伯潜《语译广解四书读本：论语》等。

3. 《孔子圣迹图》为明代仇英画、文徵明书，因书写者随兴所书，难免有错漏，本书图说文字如有与图不相符者，以图说文字为准。

4. 本书注音主要依据《汉语大字典》（崇文书局、四川辞书出版社，1999年袖珍本第二版），个别字注音和繁简字使用与通行本有分歧者，以《汉语大字典》为准。

5. 本书有阙漏、讹误者，尚祈方家惠予指正，并俟来日补苴罅漏。

策划人语

每个中医人,都应该诵读的国学经典

每个中医人,在"中医四大经典"之外,都应该有一套自己的"国学必读经典"。

无论是儒家经典《论语》《孟子》《大学》《中庸》,释家经典《心经》《金刚经》《六祖坛经》,道家经典《道德经》《庄子》,还是"不知易不足以言太医"的《周易》等,都是陪伴中医人成长的良师挚友。

经典诵读,不但能够让人"格物、致知、诚意、正心",更能让人"止于至善,知止而后有定",三学(戒定慧)成就,三慧(闻思修)顿开,乃至于"修身、齐家、治国、平天下"。

作为中医出版人,我们曾策划出版《中医经典大字诵读版》,深受广大读者欢迎。

作为每个中医人的经典读物,"中医人必读国学经典"系列同样应该成为每个中医人的必读书目,成为手不释卷的枕边书。

正如每个人都有不同视角的《伤寒论》,从不同视角诵读国学经典,能够读出

不同的味道。

所以，我们除了为国学经典的难读字词标注拼音，以方便进行原文诵读之外，不做过多注释和翻译（读者若需查找详细释义，通过网络和图书资料，非常容易找到诸多注释和翻译版本）。

我们特邀知名中医专家精选了这套"中医人必读国学经典"书目。这些经典，都为他们成为中医领域的佼佼者提供了直接的精神滋养。同时，为了让读者诵读更加舒适、惬意，我们特意邀请知名设计机构"今亮后声"为国学经典提供精美的插图与设计。

诵读国学经典，让经典的光芒照耀我们每个人的心灵。

刘观涛

2023 年 1 月 1 日

先进第十一 …… 115
颜渊第十二 …… 127
子路第十三 …… 141
宪问第十四 …… 157
卫灵公第十五 …… 173
季氏第十六 …… 187
阳货第十七 …… 197
微子第十八 …… 211
子张第十九 …… 221
尧曰第二十 …… 233

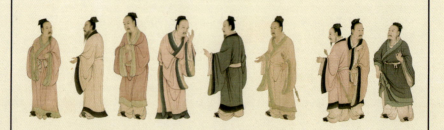

目 录

学而第一	001
为政第二	011
八佾第三	021
里仁第四	033
公冶长第五	045
雍也第六	057
述而第七	069
泰伯第八	083
子罕第九	093
乡党第十	105

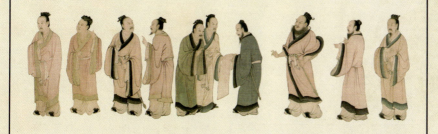

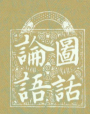

學而第一

学而第一

01 子曰："学而时习之，不亦说（同'悦'）乎？有朋自远方来，不亦乐乎？人不知而不愠，不亦君子乎？"

02 有子曰："其为人也孝弟（同'悌'），而好犯上者，鲜矣；不好犯上，而好作乱者，未之有也。君子务本，本立而道生。孝弟也者，其为仁之本与（同'欤'）！"

03 子曰："巧言令色，鲜矣仁！"

04 曾子曰："吾日三省吾身：为人谋而不忠乎？与朋友交而不信乎？传不习乎？"

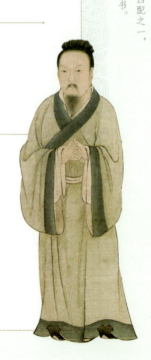

曾参（前505—前435）姒姓，曾氏，名参，字子舆，春秋末期鲁国人，小孔子四十六岁，孔门七十二贤之一，后世尊为『宗圣』，成为配享孔庙的四配之一，仅次于『复圣』颜渊；相传作《大学》一书。

⑤ 子曰:"道（通'导'）千乘之国,敬事而信,节用而爱人,使民以时。"

⑥ 子曰:"弟子入则孝,出则弟（同'悌'）,谨而信,泛爱众,而亲仁。行有余力,则以学文。"

⑦ 子夏曰:"贤贤易色,事父母能竭其力,事君能致其身,与朋友交言而有信。虽曰未学,吾必谓之学矣。"

⑧ 子曰:"君子不重则不威,学则不固。主忠信,无友不如己者。过,则勿惮改。"

⑨ 曾子曰:"慎终追远,民德归厚矣。"

⑩ 子禽问于子贡曰:"夫子至于是邦也,必闻其政。求之与(同'欤')?抑与之与(同'欤')?"子贡曰:"夫子温、良、恭、俭、让以得之。夫子之求之也,其诸异乎人之求之与(同'欤')!"

⑪ 子曰:"父在,观其志;父没(mò),观其行。三年无改于父之道,可谓孝矣。"

⑫ 有子曰:"礼之用,和为贵。先王之道斯为美,小大由之。有所不行,知和而和,不以礼节之,亦不可行也。"

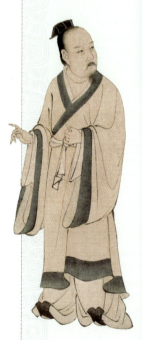

有若(前508或前518—?)字子有,春秋末期鲁国人,世称『有子』,孔门七十二贤之一,小孔子四十三岁。

⑬ 有子曰:"信近于义,言可复也。恭近于礼,远耻辱也。因不失其亲,亦可宗也。"

⑭ 子曰:"君子食无求饱,居无求安,敏于事而慎于言,就有道而正焉,可谓好学也已。"

⑮ 子贡曰:"贫而无谄(chǎn),富而无骄,何如?"子曰:"可也。未若贫而乐,富而好礼者也。"子贡曰:"《诗》云'如切如磋(cuō),如琢如磨',其斯之谓与(同'欤')?"子曰:"赐也,始可与言《诗》已矣!告诸往而知来者。"

⑯ 子曰:"不患人之不己知,患不知人也。"

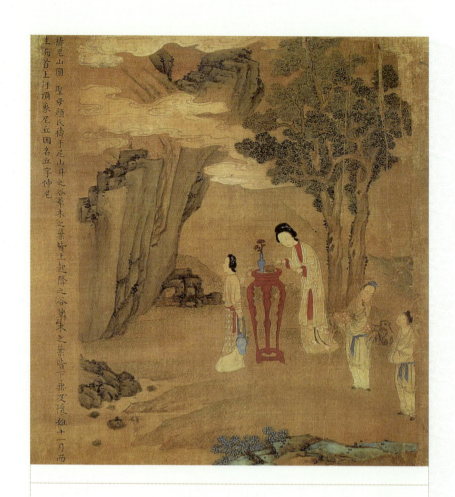

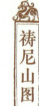

祷尼山图

圣母颜氏祷于尼山,升之谷,草木之叶皆上起,降之谷,草木之叶皆下垂。及怀妊十一月而生孔子(公元前551年),首上圩顶象尼丘,因名丘,字仲尼。

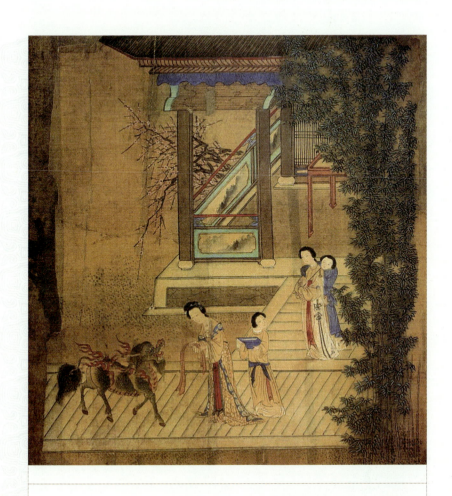

麒麟玉书图

孔子未生时,有麟吐玉书于阙里,其文曰:"水精之子,继衰周而为素王。"颜氏异之,以绣绂系麟角,信宿而去,怀妊十一月而生。

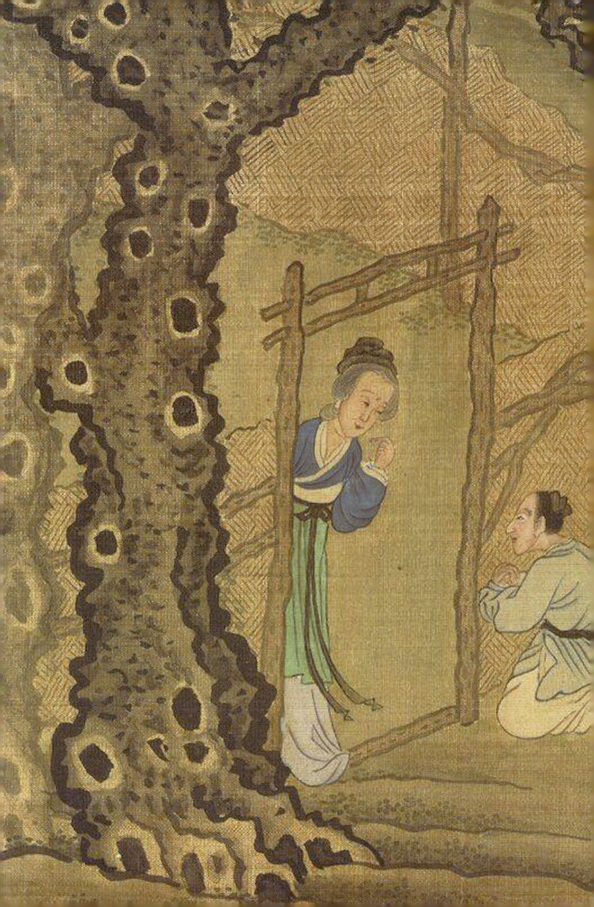

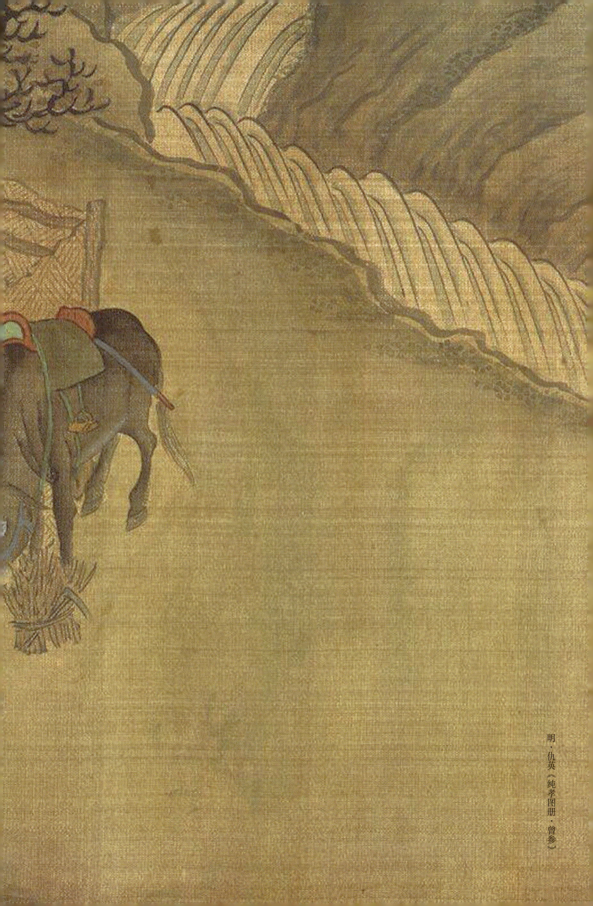

明·仇英《纯孝图册·曾参》

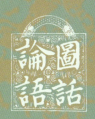

为政第二

① 子曰："为政以德，譬如北辰，居其所而众星共(通'拱')之。"

② 子曰："《诗三百》，一言以蔽之，曰'思无邪'。"

③ 子曰："道(通'导')之以政，齐之以刑，民免而无耻；道之以德，齐之以礼，有耻且格。"

④ 子曰："吾十有(同'又')五而志于学，三十而立，四十而不惑，五十而知天命，六十而耳顺，七十而从心所欲不逾矩。"

05 孟懿(yì)子问孝。子曰："无违。"樊迟御，子告之曰："孟孙问孝于我，我对曰'无违'。"樊迟曰："何谓也？"子曰："生，事之以礼；死，葬之以礼，祭之以礼。"

06 孟武伯问孝。子曰："父母唯其疾之忧。"

07 子游问孝。子曰："今之孝者，是谓能养。至于犬马，皆能有养。不敬，何以别乎？"

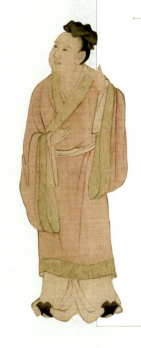

子游（前506—前443）姓言，名偃，字子游，又称叔氏，春秋末期吴国人，小孔子四十五岁，孔门十哲之一，孔门七十二贤之一。

⑧ 子夏问孝。子曰："色难。有事弟子服其劳,有酒食先生馔,曾是以为孝乎?"

⑨ 子曰："吾与回言终日,不违如愚。退而省其私,亦足以发。回也不愚。"

⑩ 子曰："视其所以,观其所由,察其所安。人焉廋哉?人焉廋哉?"

⑪ 子曰："温故而知新,可以为师矣。"

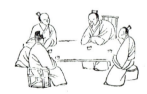

⑫ 子曰:"君子不器。"

⑬ 子贡问君子。子曰:"先行其言,而后从之。"

⑭ 子曰:"君子周而不比,小人比而不周。"

⑮ 子曰:"学而不思则罔(wǎng),思而不学则殆(dài)。"

⑯ 子曰:"攻乎异端,斯害也已。"

子贡(前520—前456)姓端木,名赐,字子贡,春秋末期卫国人,小孔子三十一岁,孔门十哲之一,孔门七十二贤之一,曾任鲁国、卫国的丞相。

⑰ 子曰:"由,诲女(同'汝')知之乎?知之为知之,不知为不知,是知也。"

⑱ 子张学干禄。子曰:"多闻阙疑,慎言其余,则寡尤;多见阙殆,慎行其余,则寡悔。言寡尤,行寡悔,禄在其中矣。"

⑲ 哀公问曰:"何为则民服?"孔子对曰:"举直错诸枉,则民服;举枉错诸直,则民不服。"

⑳ 季康子问:"使民敬、忠以劝,如之何?"子曰:"临之以庄,则敬;孝慈,则忠;举善而教不能,则劝。"

㉑ 或谓孔子曰:"子奚不为政?"子曰:"《书》云:'孝乎惟孝,友于兄弟,施于有政。'是亦为政,奚其为为政?"

㉒ 子曰:"人而无信,不知其可也。大车无輗(ní),小车无軏(yuè),其何以行之哉?"

㉓ 子张问:"十世可知也?"子曰:"殷因于夏礼,所损益,可知也;周因于殷礼,所损益,可知也;其或继周者,虽百世,可知也。"

㉔ 子曰:"非其鬼而祭之,谄也;见义不为,无勇也。"

子张(前504—?)姓颛孙,名师,字子张,春秋末期陈国人,小孔子四十八岁,孔门七十二贤之一。

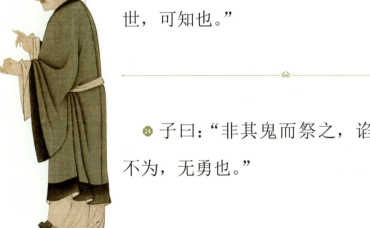

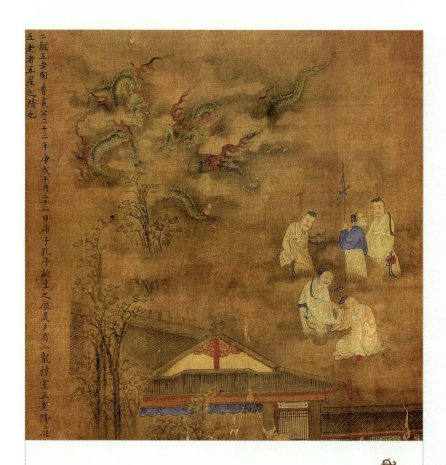

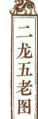

二龙五老图

鲁襄公二十二年庚戌十月二十一日庚子日甲申时，孔子诞生之辰。

是夕，有二龙绕室，五老降庭。

五老者，五星之精也。

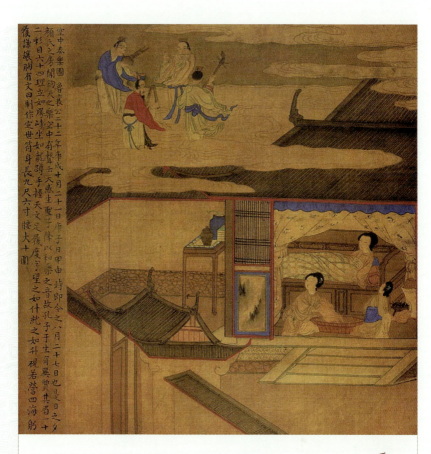

【空中奏乐图】

鲁襄公二十二年庚戌十月二十一日庚子日甲申时，是日之夕，颜氏之房，闻钧天之乐，空中有声云：『天感生孔子，降以和乐之音。』故孔子生有异质，其眉十二彩，目六十四理，立如凤峙，坐如龙蹲，手握天文，足履度字，望之如仆，就之如升，视若营四海，躬履谦让，胸有文曰制作定世符，身长九尺六寸，腰大十围。

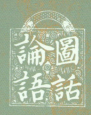

八佾第三

八佾第三

① 孔子谓季氏："八佾(yì)舞于庭，是可忍也，孰不可忍也？"

② 三家者以《雍》彻。子曰："'相维辟(bì)公，天子穆穆'，奚取于三家之堂？"

③ 子曰："人而不仁，如礼何？人而不仁，如乐何？"

④ 林放问礼之本。子曰："大哉问！礼，与其奢也，宁俭；丧，与其易也，宁戚。"

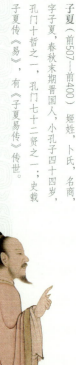

子夏（前507—前400）姬姓，卜氏，名商，字子夏，春秋末期晋国人，小孔子四十四岁，孔门十哲之一，孔门七十二贤之一，史载子夏传《易》，有《子夏易传》传世。

05 子曰:"夷狄之有君,不如诸夏之亡(同'无')也。"

06 季氏旅于泰山。子谓冉有曰:"女(同'汝')弗能救与(同'欤')?"对曰:"不能。"子曰:"呜呼!曾谓泰山不如林放乎?"

07 子曰:"君子无所争,必也射乎!揖让而升,下而饮,其争也君子。"

08 子夏问曰:"'巧笑倩兮,美目盼兮,素以为绚兮。'何谓也?"子曰:"绘事后素。"曰:"礼后乎?"子曰:"起予者,商也!始可与言《诗》已矣。"

⑨ 子曰："夏礼，吾能言之，杞不足征也；殷礼，吾能言之，宋不足征也。文献不足故也，足，则吾能征之矣。"

⑩ 子曰："禘，自既灌而往者，吾不欲观之矣。"

⑪ 或问禘之说。子曰："不知也。知其说者之于天下也，其如示诸斯乎！"指其掌。

⑫ 祭如在，祭神如神在。子曰："吾不与祭，如不祭。"

⑬ 王孙贾问曰:"与其媚于奥,宁(nìng)媚于灶,何谓也?"子曰:"不然。获罪于天,无所祷也。"

⑭ 子曰:"周监于二代,郁郁乎文哉!吾从周。"

⑮ 子入大(tài)(通"太")庙,每事问。或曰:"孰谓鄹(zōu)人之子知礼乎?入大庙,每事问。"子闻之曰:"是礼也。"

⑯ 子曰:"射不主皮,为力不同科,古之道也。"

⑰ 子贡欲去告(gù)朔(shuò)之饩(xì)羊。子曰:"赐也!尔爱其羊,我爱其礼。"

⑱ 子曰:"事君尽礼,人以为谄也。"

⑲ 定公问:"君使臣,臣事君,如之何?"孔子对曰:"君使臣以礼,臣事君以忠。"

⑳ 子曰:"《关雎(jū)》乐而不淫,哀而不伤。"

㉑ 哀公问社于宰我。宰我对曰:"夏后氏以松,殷人以柏,周人以栗,曰使民战栗。"子闻之曰:"成事不说,遂事不谏,既往不咎。"

㉒ 子曰:"管仲之器小哉!"或曰:"管仲俭乎?"曰:"管氏有三归,官事不摄,焉得俭?""然则管仲知礼乎?"曰:"邦君树塞(sài)门,管氏亦树塞门。邦君为两君之好,有反坫(diàn),管氏亦有反坫。管氏而知礼,孰不知礼?"

商瞿(前522—?)商姓,名瞿,字子木,春秋末期鲁国人,小孔子二十九岁,孔门七十二贤之一。

㉓ 子语鲁大（通"太"）师乐，曰："乐其可知也：始作，翕如也；从之，纯如也，皦如也，绎如也，以成。"

㉔ 仪封人请见，曰："君子之至于斯也，吾未尝不得见也。"从者见之。出曰："二三子何患于丧乎？天下之无道也久矣，天将以夫子为木铎。"

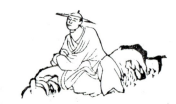

㉕ 子谓《韶》："尽美矣，又尽善也。"谓《武》："尽美矣，未尽善也。"

㉖ 子曰："居上不宽，为礼不敬，临丧(sāng)不哀，吾何以观之哉？"

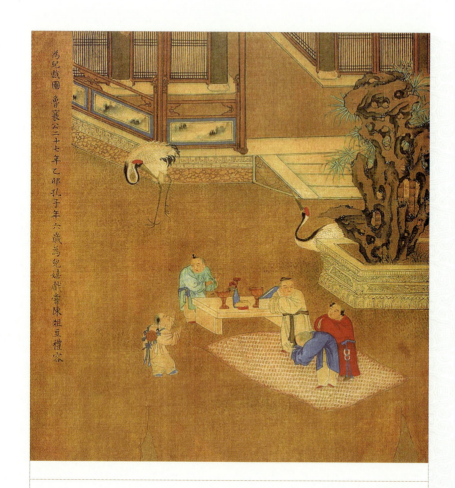

为儿戏图

鲁襄公二十七年乙卯，孔子年六岁，为儿嬉戏，常陈俎豆礼容。

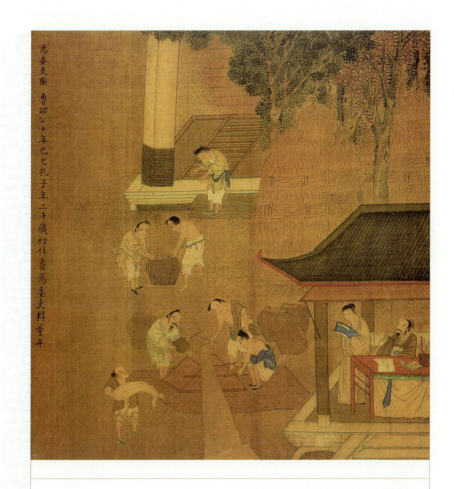

【为委吏图】

鲁昭公十年己巳,孔子年二十岁,初仕鲁,为委吏,料量平。

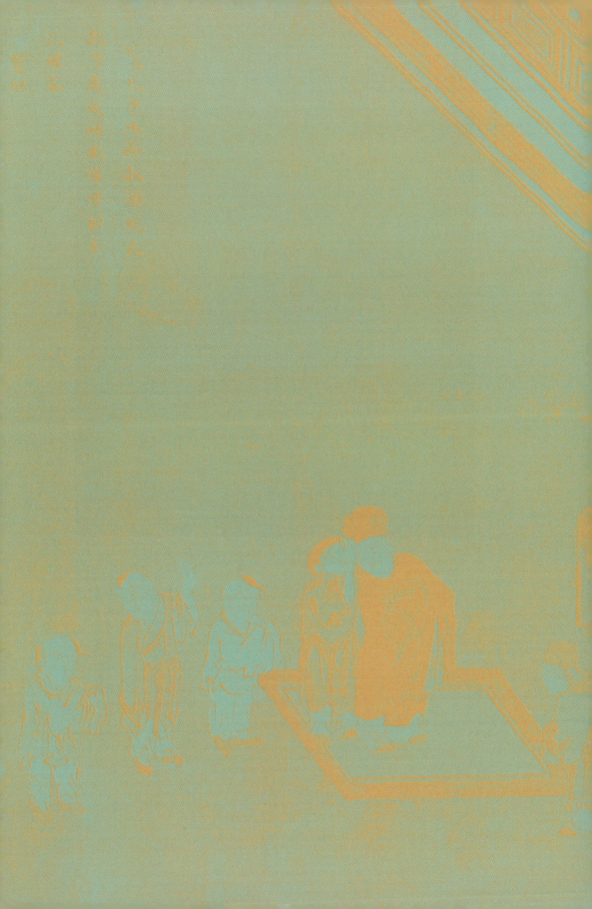

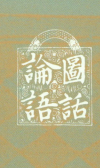

里仁第四

里仁第四

① 子曰："里仁为美。择不处仁，焉得知（同'智'）？"

② 子曰："不仁者不可以久处约，不可以长处乐。仁者安仁，知（同'智'）者利仁。"

③ 子曰："唯仁者能好(hào)人，能恶(wù)人。"

④ 子曰："苟志于仁矣，无恶也。"

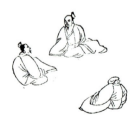

❺ 子曰:"富与贵,是人之所欲也,不以其道得之,不处(chǔ)也;贫与贱,是人之所恶(wù)也,不以其道得之,不去也。君子去仁,恶(wū)(同'乌')乎成名?君子无终食之间违仁,造次必于是,颠沛必于是。"

❻ 子曰:"我未见好仁者,恶(wù)不仁者。好仁者,无以尚之;恶不仁者,其为仁矣,不使不仁者加乎其身。有能一日用其力于仁矣乎?我未见力不足者。盖有之矣,我未之见也。"

❼ 子曰:"人之过也,各于其党。观过,斯知仁矣。"

08 子曰:"朝闻道,夕死可矣。"

09 子曰:"士志于道,而耻恶(è)衣恶(è)食者,未足与议也。"

10 子曰:"君子之于天下也,无适(dí)(同'敌')也,无莫也,义之与比。"

11 子曰:"君子怀德,小人怀土;君子怀刑(通'型'),小人怀惠。"

⑫ 子曰："放于利而行，多怨。"

⑬ 子曰："能以礼让为国乎，何有？不能以礼让为国，如礼何？"

⑭ 子曰："不患无位，患所以立；不患莫己知，求为可知也。"

⑮ 子曰："参乎！吾道一以贯之。"曾子曰："唯。"子出。门人问曰："何谓也？"曾子曰："夫子之道，忠恕而已矣。"

⑯ 子曰："君子喻于义，小人喻于利。"

17 子曰:"见贤思齐焉,见不贤而内自省(xǐng)也。"

18 子曰:"事父母几(jī)谏,见志不从,又敬不违,劳而不怨。"

19 子曰:"父母在,不远游,游必有方。"

20 子曰:"三年无改于父之道,可谓孝矣。"

21 子曰:"父母之年,不可不知也。一则以喜,一则以惧。"

㉒ 子曰："古者言之不出，耻躬之不逮也。"

㉓ 子曰："以约失之者鲜(xiǎn)矣。"

㉔ 子曰："君子欲讷(nè)于言而敏于行。"

㉕ 子曰："德不孤，必有邻。"

㉖ 子游曰："事君数(shuò)，斯辱矣；朋友数，斯疏矣。"

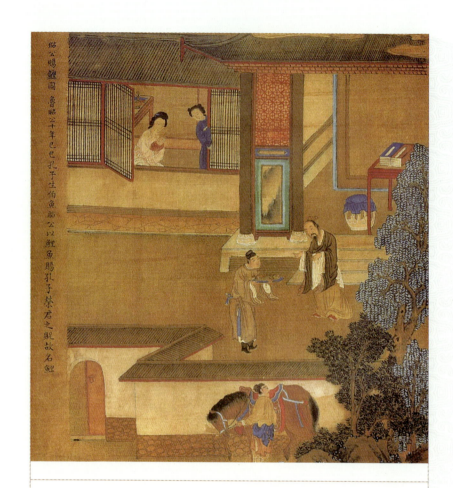

昭公赐鲤图

鲁昭公十年己巳，孔子生伯鱼，昭公以鲤鱼赐孔子，荣君之贶，故名鲤。

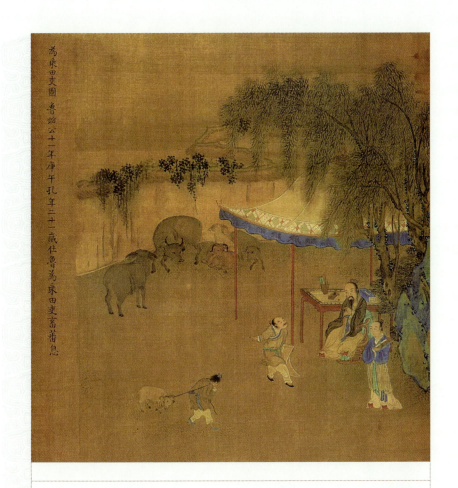

为乘田吏图

鲁昭公十一年庚午,孔子年二十一岁,仕鲁,为乘田吏,畜蕃息。

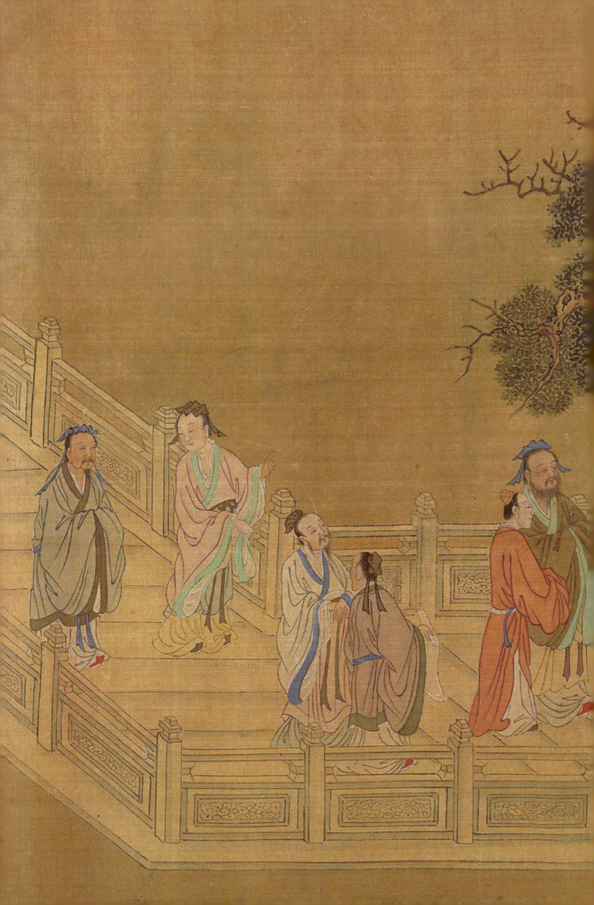

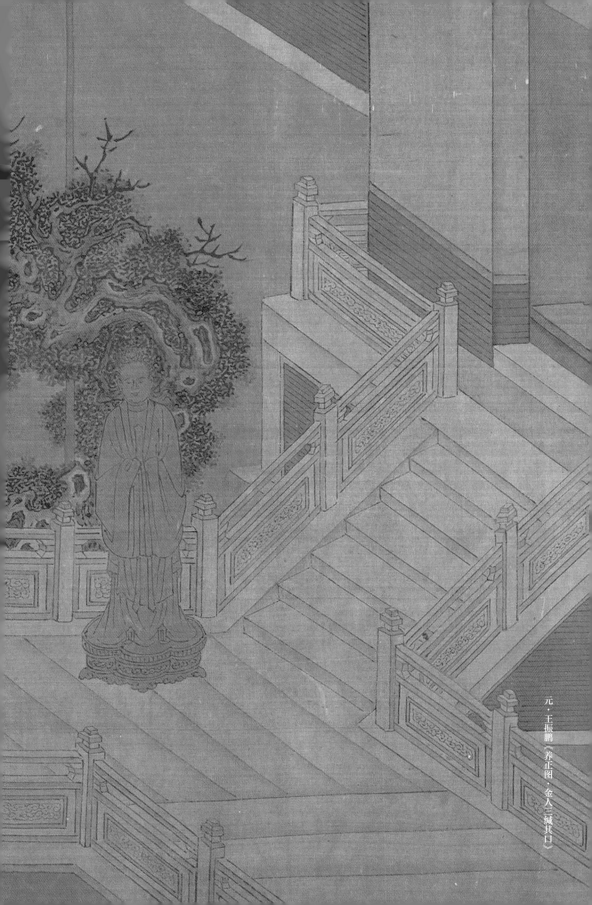

元·王振鹏《养正图·金人三缄其口》

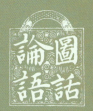

公冶長第五

01 子谓公冶长："可妻(qì)也。虽在缧绁(léi xiè)之中，非其罪也。"以其子妻(qì)之。

02 子谓南容："邦有道，不废；邦无道，免于刑戮。"以其兄之子妻(qì)之。

03 子谓子贱："君子哉若人！鲁无君子者，斯焉取斯？"

04 子贡问曰："赐也何如？"
子曰："女（同'汝'），器也。"
曰："何器也？"曰："瑚琏也。"

宓不齐（前521或502—前445）字子贱，春秋末期鲁国人，孔门七十二贤之一，小孔子三十岁。

原宪（前515—?）字子思，春秋末期宋国人，孔门七十二贤之一，小孔子三十六岁。

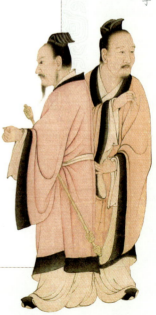

⑤ 或曰:"雍也仁而不佞。"子曰:"焉用佞?御人以口给,屡憎于人。不知其仁,焉用佞?"

⑥ 子使漆雕开仕。对曰:"吾斯之未能信。"子说。

⑦ 子曰:"道不行,乘桴浮于海。从我者其由与!"子路闻之喜。子曰:"由也好勇过我,无所取材。"

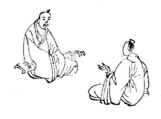

08 孟武伯问："子路仁乎？"子曰："不知也。"又问。子曰："由也，千乘之国，可使治其赋也，不知其仁也。""求也何如？"子曰："求也，千室之邑，百乘之家，可使为之宰也，不知其仁也。""赤也何如？"子曰："赤也，束带立于朝，可使与宾客言也，不知其仁也。"

漆雕开（前540—前489）字子开，又字子若，春秋末期蔡国人。孔门七十二贤之一，以德行著称，小孔子十一岁。

09 子谓子贡曰："女（同'汝'）与回也孰愈？"对曰："赐也何敢望回？回也，闻一以知十；赐也，闻一以知二。"子曰："弗如也，吾与女（同'汝'）弗如也。"

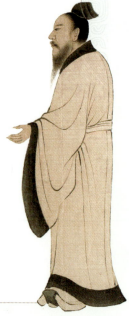

❿ 宰予昼寝。子曰："朽木不可雕也，粪土之墙不可杇(wū)也。于予与（同'欤'）何诛？"子曰："始吾于人也，听其言而信其行；今吾于人也，听其言而观其行。于予与改是。"

⓫ 子曰："吾未见刚者。"或对曰："申枨(chéng)。"子曰："枨也欲，焉得刚？"

⓬ 子贡曰："我不欲人之加诸我也，吾亦欲无加诸人。"子曰："赐也，非尔所及也。"

⓭ 子贡曰："夫子之文章，可得而闻也；夫子之言性与天道，不可得而闻也。"

⑭ 子路有闻，未之能行，唯恐有（同"又"）闻。

---

⑮ 子贡问曰："孔文子何以谓之文也？"子曰："敏而好学，不耻下问，是以谓之文也。"

---

⑯ 子谓子产："有君子之道四焉：其行己也恭，其事上也敬，其养民也惠，其使民也义。"

---

⑰ 子曰："晏平仲善与人交，久而敬之。"

公冶长（前519—前470）复姓公冶，名长，字子芝，又字子长，春秋末期齐国人，孔门七十二贤之一，孔子女婿。

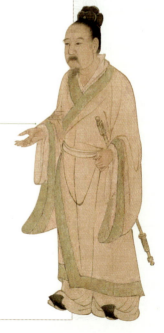

⑱ 子曰:"臧(zāng)文仲居蔡,山节藻棁(zhuō),何如其知(同'智')也?"

⑲ 子张问曰:"令尹(yǐn)子文三仕为令尹,无喜色;三已之,无愠色。旧令尹之政,必以告新令尹。何如?"子曰:"忠矣。"曰:"仁矣乎?"曰:"未知,焉得仁?""崔子弑(shì)齐君,陈文子有马十乘,弃而违之。至于他邦,则曰:'犹吾大夫崔子也。'违之。之一邦,则又曰:'犹吾大夫崔子也。'违之。何如?"子曰:"清矣。"曰:"仁矣乎?"曰:"未知,焉得仁?"

⑳ 季文子三思而后行。子闻之,曰:"再,斯可矣。"

㉑ 子曰："宁(níng)武子，邦有道则知（同'智'），邦无道则愚。其知（同'智'）可及也，其愚不可及也。"

㉒ 子在陈，曰："归与（同'欤'）！归与！吾党之小子狂简，斐(fěi)然成章，不知所以裁之。"

㉓ 子曰："伯夷、叔齐不念旧恶，怨是用希。"

㉔ 子曰："孰谓微生高直？或乞醯(xī)焉，乞诸其邻而与之。"

㉕ 子曰:"巧言、令色、足恭,左丘明耻之,丘亦耻之。匿怨而友其人,左丘明耻之,丘亦耻之。"

㉖ 颜渊、季路侍。子曰:"盍(hé)各言尔志?"子路曰:"愿车马衣轻裘(qiú),与朋友共,敝之而无憾。"颜渊曰:"愿无伐善,无施(同'侈')劳(chǐ)。"子路曰:"愿闻子之志。"子曰:"老者安之,朋友信之,少者怀之。"

㉗ 子曰:"已矣乎!吾未见能见其过,而内自讼者也。"

㉘ 子曰:"十室之邑,必有忠信如丘者焉,不如丘之好(hào)学也。"

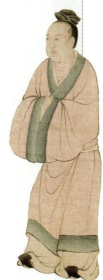

颜渊(前521—前481),曹姓,颜氏,名回,字子渊,春秋末期鲁国人,小孔子三十岁,孔门七十二贤之首,被后世孔门十哲之一,儒家五大圣人之一。封为复圣,陪祭于孔庙,

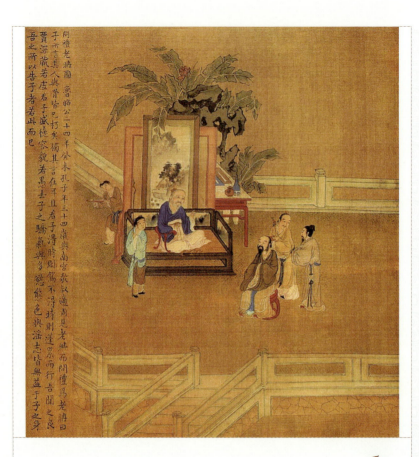

问礼老聃图

鲁昭公二十四年癸未，孔子年三十四岁，与南宫敬叔适周，见老聃而问礼焉。老聃曰：『子所言其人与骨皆已朽矣。独其言在耳，且君子得时则驾，不得时则蓬累而行。吾闻之良贾深藏若虚，君子盛德容貌若愚。去子之骄气与多欲，态色与淫志，皆无益于子之身。吾之所以告子者若次而已。』

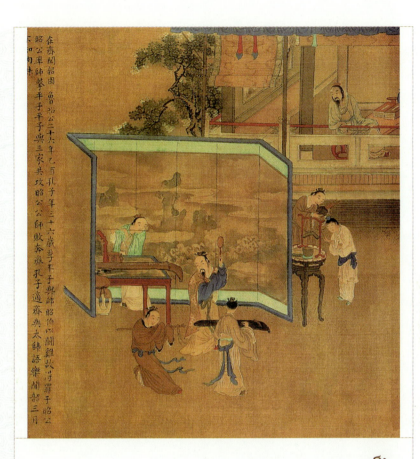

在齐闻韶图

鲁昭公二十六年乙酉，孔子年三十六岁，季平子与郈昭伯以斗鸡，故得罪于昭公。昭公率师击平子。平子与三家共攻昭公，公师败，奔齐。孔子适齐，与太师语乐，闻《韶》，三月不知肉味。

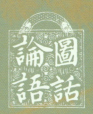

雍也第六

雍也第六

① 子曰:"雍也,可使南面。"仲弓问子桑伯子,子曰:"可也,简。"仲弓曰:"居敬而行简,以临其民,不亦可乎?居简而行简,无乃大简乎?"子曰:"雍之言然。"

② 哀公问:"弟子孰为好学?"孔子对曰:"有颜回者好学,不迁怒,不贰过。不幸短命死矣!今也则亡(同'无'),未闻好学者也。"

公西赤(前509或前519—?)字子华,又称公西华,春秋末期鲁国人,孔门七十二贤之一,小孔子四十二岁。

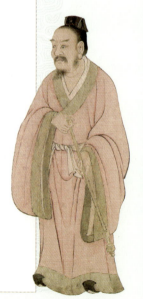

③ 子华使于齐，冉子为其母请粟（sù）。子曰："与之釜（fǔ）。"请益。曰："与之庾（yǔ）。"冉子与之粟五秉（bǐng）。子曰："赤之适齐也，乘肥马，衣轻裘。吾闻之也：'君子周急不继富。'"原思为之宰，与之粟九百，辞。子曰："毋（wú）！以与尔邻里乡党乎！"

④ 子谓仲弓曰："犁牛之子骍（xīng）且角，虽欲勿用，山川其舍诸？"

⑤ 子曰："回也，其心三月不违仁，其余则日月至焉而已矣。"

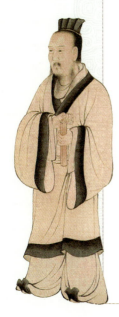

闵子骞（前536—前487）名损，字子骞，春秋末期鲁国人，小孔子十五岁，孔门十哲之一，孔门七十二贤之一，以孝闻名，二十四孝之一。

雍也第六

06 季康子问："仲由可使从政也与（同'欤'）？"子曰："由也果，于从政乎何有？"曰："赐也可使从政也与？"曰："赐也达，于从政乎何有？"曰："求也可使从政也与？"曰："求也艺，于从政乎何有？"

---

07 季氏使闵(mǐn)子骞(qiān)为费(bì)宰。闵子骞曰："善为我辞焉！如有复我者，则吾必在汶(wèn)上矣。"

---

08 伯牛有疾，子问之，自牖(yǒu)执其手，曰："亡之，命矣夫！斯人也而有斯疾也！斯人也而有斯疾也！"

⑨ 子曰:"贤哉,回也!一箪(dān)食,一瓢饮,在陋巷,人不堪其忧,回也不改其乐。贤哉,回也!"

⑩ 冉求曰:"非不说(同'悦')子之道,力不足也。"子曰:"力不足者,中道而废。今女(同'汝')画。"

⑪ 子谓子夏曰:"女(同'汝')为君子儒,无为小人儒。"

⑫ 子游为武城宰。子曰:"女(同'汝')得人焉尔乎?"曰:"有澹(tán)台灭明者,行不由径。非公事,未尝至于偃(yǎn)之室也。"

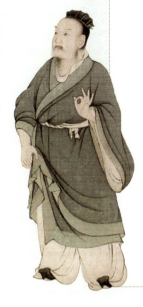

澹台灭明(前512或前502—?)复姓澹台,名灭明,字子羽,春秋末期鲁国人。孔门七十二贤之一,小孔子三十九岁。

雍也第六

⑬ 子曰:"孟之反不伐,奔而殿,将入门,策其马,曰:'非敢后也,马不进也。'"

⑭ 子曰:"不有祝鮀(tuó)之佞,而有宋朝之美,难乎免于今之世矣。"

⑮ 子曰:"谁能出不由户?何莫由斯道也?"

⑯ 子曰:"质胜文则野,文胜质则史。文质彬彬,然后君子。"

❶❼ 子曰:"人之生也直,罔之生也幸而免。"

❶❽ 子曰:"知之者不如好之者,好之者不如乐之者。"

❶❾ 子曰:"中人以上,可以语上也;中人以下,不可以语上也。"

❷⓿ 樊迟问知(同"智")。子曰:"务民之义,敬鬼神而远之,可谓知矣。"问仁。曰:"仁者先难而后获,可谓仁矣。"

㉑ 子曰:"知(同'智')者乐(yào)水,仁者乐山。知者动,仁者静。知者乐(lè),仁者寿。"

㉒ 子曰:"齐一变,至于鲁;鲁一变,至于道。"

㉓ 子曰:"觚(gū)不觚,觚哉!觚哉!"

㉔ 宰我问曰:"仁者,虽告之曰:'井有仁焉。'其从之也?"子曰:"何为其然也?君子可逝也,不可陷也;可欺也,不可罔也。"

㉕ 子曰:"君子博学于文,约之以礼,亦可以弗畔(同'叛')矣夫!"

㉖ 子见南子,子路不说(同"悦")。夫子矢之曰:"予所否者,天厌之!天厌之!"

㉗ 子曰:"中庸之为德也,其至矣乎!民鲜(xiǎn)久矣。"

㉘ 子贡曰:"如有博施于民而能济众,何如?可谓仁乎?"子曰:"何事于仁,必也圣乎!尧舜其犹病诸!夫仁者,己欲立而立人,己欲达而达人。能近取譬,可谓仁之方也已。"

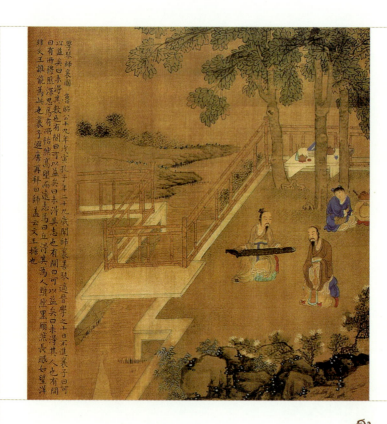

学琴师襄图

鲁昭公十九年戊寅，孔子年二十九岁，闻师襄善琴，适晋学之。十日不进。襄子曰："可以益矣。"曰："未得其数也。"……有间，曰："可以益矣。"曰："未得其人也。"有间，曰："有所穆然深思焉，有所怡然高望而远志焉。丘得其为人，黯然黑，颀然长，眼如望洋，非文王其谁能为此也！"襄子避席再拜曰："师盖云《文王操》也。"

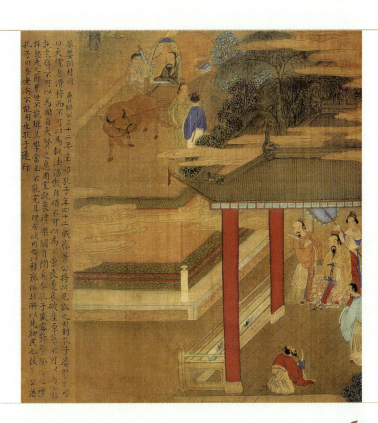

晏婴沮封图

鲁昭公三十二年辛卯，孔子年四十二岁，齐景公将以尼谿之田封孔子，晏婴不可，曰：'夫儒者滑稽而不可以为轨法，倨傲自顺不可以为下，崇丧遂哀，破产原葬，不可以为俗。游说乞贷，不可以为国……今孔子盛容饰，繁登降之礼，详趋走之节，累世不能殚其学，当年不能究其理。君欲用之以移齐俗，非所以先细民也。'后景公语孔子曰：'吾老矣，不能用也。'孔子遂行。

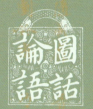

述而第七

① 子曰："述而不作，信而好古，窃比于我老彭。"

② 子曰："默而识(zhì)之，学而不厌，诲人不倦，何有于我哉？"

③ 子曰："德之不修，学之不讲，闻义不能徙，不善不能改，是吾忧也。"

④ 子之燕(yàn)居，申申如也，夭夭如也。

⑤ 子曰："甚矣，吾衰也！久矣，吾不复梦见周公！"

06 子曰:"志于道,据于德,依于仁,游于艺。"

07 子曰:"自行束脩(xiū)以上,吾未尝无诲焉。"

08 子曰:"不愤不启,不悱(fěi)不发。举一隅(yú)不以三隅(yú)反,则不复也。"

09 子食于有丧者之侧,未尝饱也。子于是日哭,则不歌。

⑩ 子谓颜渊曰:"用之则行,舍之则藏,惟我与尔有是夫!"子路曰:"子行三军,则谁与?"子曰:"暴虎冯(píng)河,死而无悔者,吾不与也。必也临事而惧,好(hǎo)谋而成者也。"

⑪ 子曰:"富而可求也,虽执鞭之士,吾亦为之。如不可求,从吾所好(hào)。"

⑫ 子之所慎:齐(zhāi)(同"斋")、战、疾。

⑬ 子在齐闻《韶》,三月不知肉味,曰:"不图为乐(yuè)之至于斯也。"

⑭ 冉有曰："夫子为卫君乎？"子贡曰："诺，吾将问之。"入，曰："伯夷、叔齐何人也？"曰："古之贤人也。"曰："怨乎？"曰："求仁而得仁，又何怨？"出，曰："夫子不为也。"

⑮ 子曰："饭疏食饮水，曲肱而枕之，乐亦在其中矣。不义而富且贵，于我如浮云。"

⑯ 子曰："加（同'假'）我数年，五十以学《易》，可以无大过矣。"

⑰ 子所雅言，《诗》《书》、执礼，皆雅言也。

⑱ 叶公问孔子于子路，子路不对。子曰："女(同'汝')奚(shè)不曰：'其为人也，发愤忘食，乐以忘忧，不知老之将至云尔。'"

⑲ 子曰："我非生而知之者，好(hào)古，敏以求之者也。"

⑳ 子不语怪、力、乱、神。

㉑ 子曰："三人行，必有我师焉。择其善者而从之，其不善者而改之。"

子路（前542—前480）即仲由，字子路，又字季路，春秋末期鲁国人，小孔子九岁，孔门十哲之一，孔门七十二贤之一，二十四孝之一。

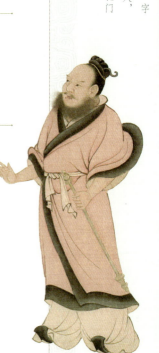

㉒ 子曰:"天生德于予,桓魋(huán tuí)其如予何?"

㉓ 子曰:"二三子以我为隐乎?吾无隐乎尔。吾无行而不与二三子者,是丘也。"

㉔ 子以四教:文,行,忠,信。

㉕ 子曰:"圣人,吾不得而见之矣;得见君子者,斯可矣。"子曰:"善人,吾不得而见之矣;得见有恒者,斯可矣。亡(同'无')而为有,虚而为盈,约而为泰,难乎有恒矣。"

㉖ 子钓而不纲，弋(yì)不射宿。

㉗ 子曰："盖有不知而作之者，我无是也。多闻，择其善者而从之，多见而识(zhì)（通'志'）之，知之次也。"

㉘ 互乡难(nán)与言，童子见，门人惑。子曰："与其进也，不与其退也，唯何甚？人絜(jié)（同'洁'）己以进，与其絜也，不保其往也。"

㉙ 子曰："仁远乎哉？我欲仁，斯仁至矣。"

㉚ 陈司败问:"昭公知礼乎?"孔子曰:"知礼。"孔子退,揖巫马期而进之,曰:"吾闻君子不党,君子亦党乎?君取于吴,为同姓,谓之吴孟子。君而知礼,孰不知礼?"巫马期以告。子曰:"丘也幸,苟有过,人必知之。"

㉛ 子与人歌而善,必使反之,而后和之。

㉜ 子曰:"文,莫吾犹人也。躬行君子,则吾未之有得。"

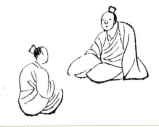

㉝ 子曰:"若圣与仁,则吾岂敢?抑为之不厌,诲人不倦,则可谓云尔已矣。"公西华曰:"正唯弟子不能学也。"

㉞ 子疾病,子路请祷(dǎo)。子曰:"有诸?"子路对曰:"有之。《诔(lěi)》曰:'祷尔于上下神祇(qí)。'"子曰:"丘之祷久矣。"

㉟ 子曰:"奢则不孙(xùn)(同'逊'),俭则固。与其不孙也,宁固。"

㊱ 子曰:"君子坦荡荡,小人长戚戚。"

㊲ 子温而厉,威而不猛,恭而安。

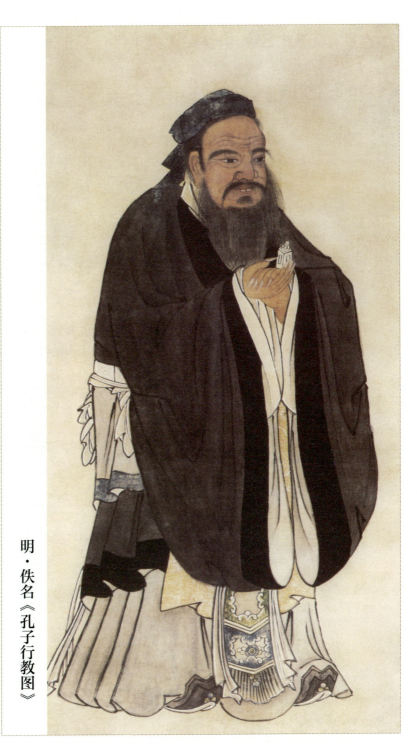

明·佚名《孔子行教图》

述而第七

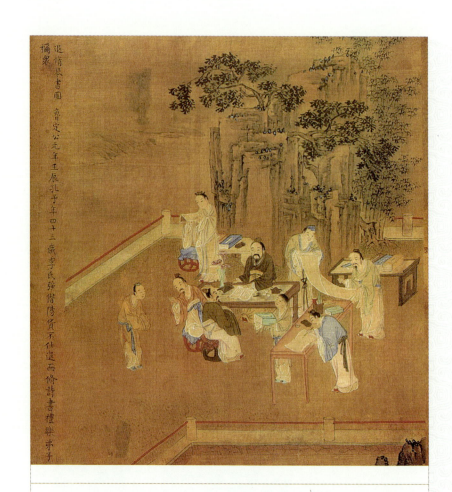

退修琴书图

鲁定公元年壬辰,孔子年四十三岁,季氏强僭阳货,不仕,退而修诗书礼乐,弟子弥众。

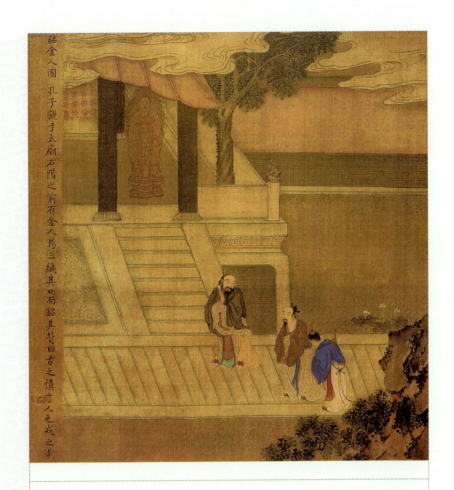

铭金人图

孔子观于太庙，右阶之前有金人焉。三缄其口，而铭其背曰："古之慎言人也，戒之哉。"

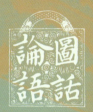

泰伯第八

泰伯第八

① 子曰:"泰伯,其可谓至德也已矣。三以天下让,民无得而称焉。"

② 子曰:"恭而无礼则劳,慎而无礼则葸,勇而无礼则乱,直而无礼则绞。君子笃于亲,则民兴于仁;故旧不遗,则民不偷。"

③ 曾子有疾,召门弟子曰:"启予足!启予手!《诗》云:'战战兢兢,如临深渊,如履薄冰。'而今而后,吾知免夫!小子!"

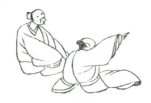

④ 曾子有疾，孟敬子问之。曾子言曰："鸟之将死，其鸣也哀；人之将死，其言也善。君子所贵乎道者三：动容貌，斯远暴慢矣；正颜色，斯近信矣；出辞气，斯远鄙倍矣。笾(biān)豆之事，则有司存。"

⑤ 曾子曰："以能问于不能，以多问于寡；有若无，实若虚，犯而不校(jiào)。昔者吾友尝从事于斯矣。"

⑥ 曾子曰："可以托六尺之孤，可以寄百里之命，临大节而不可夺也。君子人与（同'欤'），君子人也。"

07 曾子曰:"士不可以不弘毅,任重而道远。仁以为己任,不亦重乎?死而后已,不亦远乎?"

08 子曰:"兴于诗,立于礼,成于乐。"

09 子曰:"民可使由之,不可使知之。"

10 子曰:"好(hào)勇疾贫,乱也。人而不仁,疾之已甚,乱也。"

11 子曰:"如有周公之才之美,使骄且吝,其余不足观也已矣。"

⑫ 子曰："三年学，不至于谷(gǔ)，不易得也。"

⑬ 子曰："笃信好学，守死善道。危邦不入，乱邦不居。天下有道则见(xiàn)（同'现'），无道则隐。邦有道，贫且贱焉，耻也；邦无道，富且贵焉，耻也。"

⑭ 子曰："不在其位，不谋其政。"

⑮ 子曰："师挚(zhì)之始，《关雎》之乱，洋洋乎盈耳哉！"

⑯ 子曰："狂而不直，侗(tóng)而不愿，悾悾(kōng)而不信，吾不知之矣。"

⑰ 子曰："学如不及，犹恐失之。"

⑱ 子曰："巍巍乎！舜、禹之有天下也，而不与焉。"

⑲ 子曰："大哉，尧之为君也，巍巍乎！唯天为大，唯尧则之。荡荡乎！民无能名焉。巍巍乎！其有成功也。焕乎！其有文章。"

❷⓿ 舜有臣五人而天下治。武王曰:"予有乱臣十人。"孔子曰:"才难,不其然乎?唐、虞之际,於(wū)斯为盛。有妇人焉,九人而已。三分天下有其二,以服事殷。周之德,可谓至德也已矣。"

❷❶ 子曰:"禹,吾无间(jiàn)然矣。菲饮食,而致孝乎鬼神;恶衣服,而致美乎黻(fú)冕;卑宫室,而尽力乎沟洫(xù)。禹,吾无间然矣。"

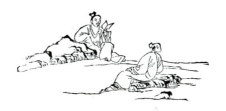

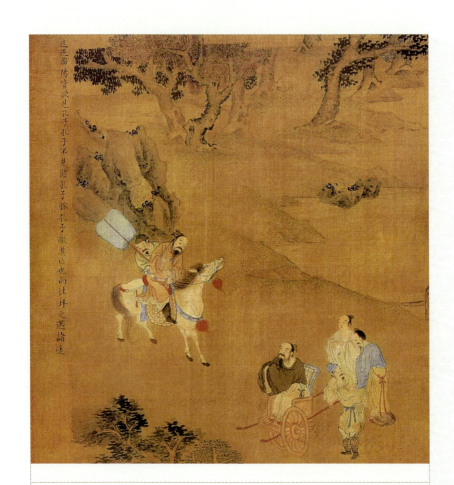

途遇图

阳货欲见孔子,孔子不见,馈孔子豚。孔子瞰其亡也,而往拜之,遇诸途。

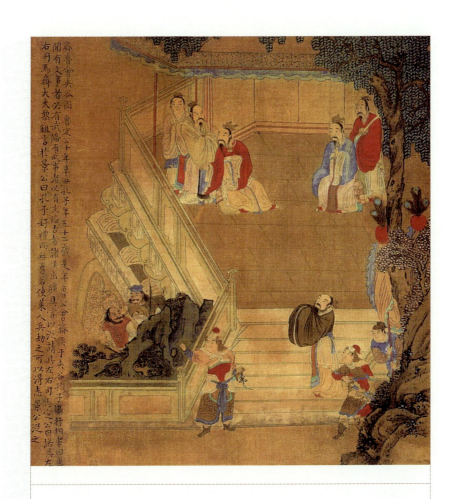

齐鲁会夹谷图

鲁定公十年辛丑，孔子年五十二岁。是年鲁公会齐侯于夹谷，孔子摄行相事，曰：『臣闻有文事者必有武备，古者诸侯出疆，具官以从。请具左右司马。』定公曰：『诺。』具左右司马。齐大夫黎锄言于景公曰：『孔子好礼而无勇，若使莱人兵劫之，可以得志。』景公从之。

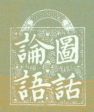

子罕第九

① 子罕言利,与命、与仁。

② 达巷党人曰:"大哉,孔子!博学而无所成名。"子闻之,谓门弟子曰:"吾何执?执御乎?执射乎?吾执御矣。"

③ 子曰:"麻冕(miǎn),礼也;今也纯,俭。吾从众。拜下,礼也;今拜乎上,泰也。虽违众,吾从下。"

④ 子绝四:毋意,毋必,毋固,毋我。

⑤ 子畏于匡，曰："文王既没(mò)，文不在兹乎？天之将丧斯文也，后死者不得与于斯文也；天之未丧斯文也，匡人其如予何？"

⑥ 大(通"太")(tài)宰问于子贡曰："夫子圣者与(同'欤')？何其多能也？"子贡曰："固天纵之将圣，又多能也。"子闻之，曰："大宰知我乎？吾少也贱，故多能鄙事。君子多乎哉？不多也。"牢曰："子云：'吾不试，故艺。'"

⑦ 子曰："吾有知乎哉？无知也。有鄙夫问于我，空空如也，我叩其两端而竭焉。"

08 子曰:"凤鸟不至,河不出图,吾已矣夫!"

---

09 子见齐^{zī}衰^{cuī}者、冕衣裳^{cháng}者与瞽^{gǔ}者,见之,虽少必作;过之,必趋。

---

10 颜渊喟^{kuì}然叹曰:"仰之弥高,钻之弥坚,瞻之在前,忽焉在后!夫子循循然善诱人,博我以文,约我以礼。欲罢不能,既竭吾才,如有所立卓尔。虽欲从之,末由也已。"

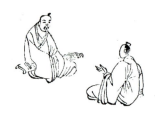

⓫ 子疾病，子路使门人为臣。病间，曰："久矣哉！由之行诈也，无臣而为有臣。吾谁欺？欺天乎？且予与其死于臣之手也，无宁死于二三子之手乎！且予纵不得大葬，予死于道路乎？"

⓬ 子贡曰："有美玉于斯，韫椟而藏诸？求善贾（又音jià，同'价'）而沽诸？"子曰："沽之哉！沽之哉！我待贾者也。"

⓭ 子欲居九夷。或曰："陋，如之何？"子曰："君子居之，何陋之有？"

⓮ 子曰："吾自卫反（同'返'）鲁，然后乐正，《雅》《颂》各得其所。"

⑮ 子曰:"出则事公卿,入则事父兄,丧事不敢不勉,不为酒困,何有于我哉?"

⑯ 子在川上曰:"逝者如斯夫!不舍昼夜。"

⑰ 子曰:"吾未见好德如好色者也。"

⑱ 子曰:"譬如为山,未成一篑,止,吾止也;譬如平地,虽覆一篑,进,吾往也。"

19 子曰:"语之而不惰者,其回也与(同'欤')!"

20 子谓颜渊曰:"惜乎!吾见其进也,未见其止也。"

21 子曰:"苗而不秀者有矣夫!秀而不实者有矣夫!"

22 子曰:"后生可畏,焉知来者之不如今也?四十、五十而无闻焉,斯亦不足畏也已矣。"

㉓ 子曰："法语之言，能无从乎？改之为贵。巽(同'逊')与之言，能无说(同'悦')乎？绎之为贵。说而不绎，从而不改，吾末如之何也已矣。"

㉔ 子曰："主忠信，毋友不如己者，过则勿惮改。"

㉕ 子曰："三军可夺帅也，匹夫不可夺志也。"

㉖ 子曰："衣敝缊袍，与衣狐貉者立，而不耻者，其由也与(同'欤')？'不忮不求，何用不臧？'"子路终身诵之。子曰：

"是道也,何足以臧?"

㉗ 子曰:"岁寒,然后知松柏之后凋也。"

㉘ 子曰:"知(同'智')者不惑,仁者不忧,勇者不惧。"

㉙ 子曰:"可与共学,未可与适道;可与适道,未可与立;可与立,未可与权。""唐棣之华,偏(通'翩')其反而。岂不尔思?室是远而。"子曰:"未之思也,夫何远之有?"

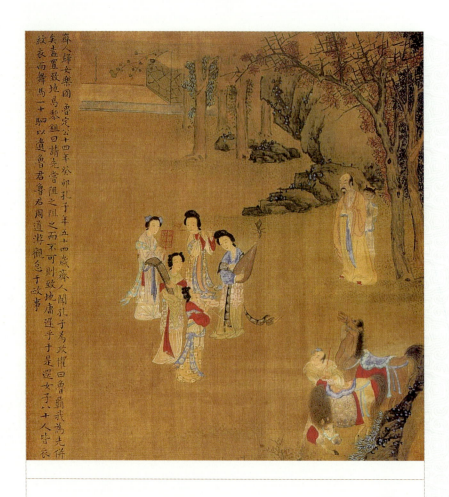

齐人归女乐图

鲁定公十四年癸卯,孔子年五十四岁。齐人闻孔子为政,惧曰:『鲁霸,我为先并矣,盍致地焉?』黎鉏曰:『请先尝阻之;阻之而不可则致地,庸迟乎!』于是选女子八十人,皆衣文衣而舞,马一十驷,以遗鲁君。鲁君周道游观,怠于政事。

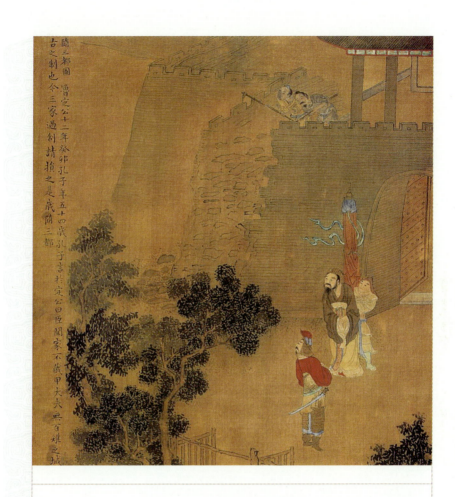

堕三都图

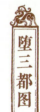

鲁定公十二年癸卯，孔子年五十四岁。孔子言于定公曰：『臣闻臣家不藏甲，大夫无百雉之城，古之制也。今三家过制，请损之。』是岁堕三都。

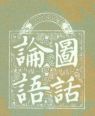

鄉黨第十

乡党第十

① 孔子于乡党，恂(xún)恂如也，似不能言者。其在宗庙朝廷，便便(biàn)言，唯谨尔。朝(cháo)，与下大夫言，侃侃如也；与上大夫言，訚訚(yín)如也。君在，踧踖(cù jí)如也，与与如也。

② 君召使摈(bīn)（同"傧"），色勃如也，足躩(jué)如也。揖所与立，左右手。衣前后，襜(chān)如也。趋进，翼如也。宾退，必复命曰："宾不顾矣。"

③ 入公门，鞠躬如也，如不容。立不中门，行不履阈(yù)。过位，色勃如也，足躩如也，其言似不足者。摄齐(zī)升堂，鞠躬如也，屏(bǐng)气似不息者。出，降一等，逞颜

色，怡怡如也。没(mò)阶趋，进翼如也。复其位，踧踖如也。

04 执圭，鞠躬如也，如不胜。上如揖，下如授。勃如战色，足蹜(sù)蹜，如有循。享礼，有容色。私觌(dí)，愉愉如也。

05 君子不以绀(gàn)緅(zōu)饰，红紫不以为亵(xiè)服。当暑，袗(zhěn)绪(chī)绤(xì)，必表而出之。缁(zī)衣羔裘，素衣麑(ní)裘，黄衣狐裘。亵裘长，短右袂(mèi)。必有寝衣，长一身有半。狐貉之厚以居。去丧，无所不佩。非帷裳，必杀之。羔裘玄冠不以吊。吉月，必朝(cháo)服而朝(cháo)。齐（同"斋"），必有明衣布。

06 齐（同"斋"）必变食，居必迁坐。食不厌精，脍(kuài)不厌细。食饐(yì)而餲(ài)，鱼馁(něi)而肉败，不食。色恶(è)不食，臭(xiù)恶不食。失饪(rèn)不食，不时不食。割不正不食，不得其酱不食。肉虽多，不使胜食气。唯酒无量，不及乱。沽酒市脯(fǔ)不食。不撤姜食，不多食。祭于公，不宿肉。祭肉不出三日；出三日，不食之矣。食不语，寝不言。虽疏食菜羹瓜，祭，必齐(sì)（同"斋"）如也。

---

07 席不正，不坐。乡人饮酒，杖者出，斯出矣。

---

08 乡人傩(nuó)，朝(cháo)服而立于阼(zuò)阶。

⑨ 问人于他邦，再拜而送之。

⑩ 康子馈药，拜而受之，曰："丘未达，不敢尝。"

⑪ 厩(jiù)焚。子退朝，曰："伤人乎？"不问马。

⑫ 君赐食，必正席先尝之。君赐腥，必熟而荐之；君赐生，必畜(xù)之。侍食于君，君祭，先饭。

⑬ 疾，君视之，东首，加朝服，拖绅。君命召，不俟(sì)驾行矣。

⑭ 入太庙，每事问。

⑮ 朋友死，无所归。曰："于我殡(bīn)。"

⑯ 朋友之馈(kuì)，虽车马，非祭肉，不拜。

⑰ 寝不尸，居不容。

⑱ 见齐衰_{zī cuī}者，虽狎_{xiá}，必变。见冕者与瞽_{gǔ}者，虽亵_{xiè}，必以貌。凶服者式之，式负版者。有盛馔_{zhuàn}，必变色而作。迅雷风烈，必变。

⑲ 升车，必正立执绥_{suí}。车中不内顾，不疾言，不亲指。

⑳ 色斯举矣，翔而后集。曰："山梁雌雉_{zhì}，时哉时哉！"子路共_{gǒng}（同"拱"）之，三嗅_{xiù}而作。

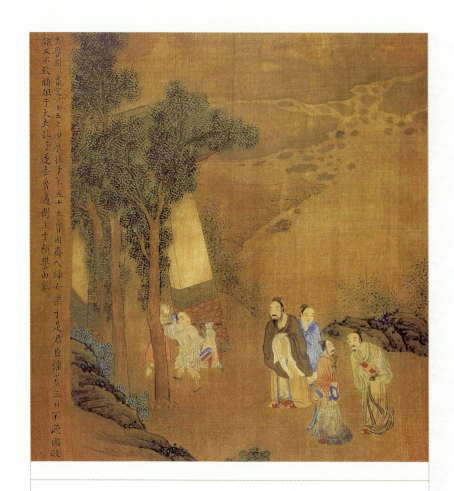

去鲁图

鲁定公十五年甲辰,孔子年五十五,鲁因齐人归女乐,于是君臣淫荒,三日不听国政,郊又不致膰俎于大夫,孔子遂去鲁适卫,主于颜雠由家。

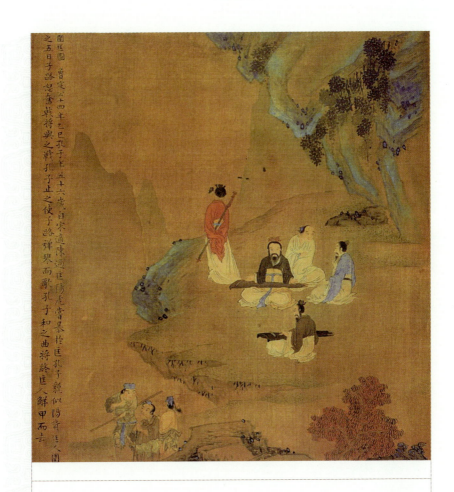

围匡图

鲁定公十四年乙巳，孔子年五十六岁，自宋适陈，过匡。阳虎尝暴于匡，孔子貌似阳货，匡人围之五日。子路怒奋戟，将与之战。孔子止之，使子路弹琴而歌，孔子和之，曲将终，匡人解甲而去。

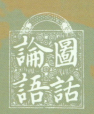

先進第十一

先进第十一

① 子曰："先进于礼乐，野人也；后进于礼乐，君子也。如用之，则吾从先进。"

② 子曰："从我于陈、蔡者，皆不及门也。"

③ 德行：颜渊、闵子骞、冉伯牛、仲弓；言语：宰我、子贡；政事：冉有、季路；文学：子游、子夏。

④ 子曰："回也，非助我者也！于吾言，无所不说。"

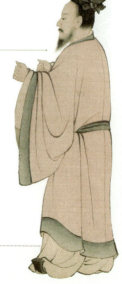

冉伯牛（前544—?）即冉耕，姬姓，冉氏，名耕，字伯牛，春秋末期鲁国人，孔门十哲之一，孔门七十二贤之一。

⑤ 子曰:"孝哉,闵子骞!人不间(见)于其父母昆弟之言。"

⑥ 南容三复"白圭",孔子以其兄之子妻(qì)之。

⑦ 季康子问:"弟子孰为好学?"孔子对曰:"有颜回者好学,不幸短命死矣!今也则亡(同'无')。"

⑧ 颜渊死,颜路请子之车以为之椁(guǒ)。子曰:"才不才,亦各言其子也。鲤也死,有棺而无椁。吾不徒行以为之椁,以吾从大夫之后,不可徒行也。"

09 颜渊死。子曰:"噫^{yī}！天丧予！天丧予！"

10 颜渊死,子哭之恸^{tòng}。从者曰:"子恸矣。"曰:"有恸乎？非夫人之为恸而谁为？"

11 颜渊死,门人欲厚葬之。子曰:"不可！"门人厚葬之。子曰:"回也,视予犹父也,予不得视犹子也。非我也,夫二三子也。"

12 季路问事鬼神。子曰:"未能事人,焉能事鬼？"曰:"敢问死。"曰:"未知生,焉知死？"

⑬ 闵子侍侧，誾誾如也；子路，行行如也；冉有、子贡，侃侃如也。子乐。"若由也，不得其死然。"

⑭ 鲁人为长府。闵子骞曰："仍旧贯，如之何？何必改作？"子曰："夫人不言，言必有中。"

⑮ 子曰："由之瑟，奚为于丘之门？"门人不敬子路。子曰："由也升堂矣，未入于室也。"

⑯ 子贡问："师与商也孰贤？"子曰："师也过，商也不及。"曰："然则师愈与（同'欤'）？"子曰："过犹不及。"

⑰ 季氏富于周公,而求也为之聚敛而附益之。子曰:"非吾徒也,小子鸣鼓而攻之可也!"

⑱ 柴也愚,参也鲁,师也辟(pì),由也喭(yàn)。子曰:"回也其庶乎!屡空。赐不受命而货殖焉,亿则屡中(zhòng)。"

⑲ 子张问善人之道。子曰:"不践迹,亦不入于室。"子曰:"论笃是与,君子者乎?色庄者乎?"

⑳ 子路问:"闻斯行诸?"子曰:"有父兄在,如之何其闻斯行之?"冉有问:"闻

斯行诸?"子曰:"闻斯行之!"公西华曰:"由也问闻斯行诸?子曰:'有父兄在。'求也问闻斯行诸?子曰:'闻斯行之!'赤也惑,敢问。"子曰:"求也退,故进之;由也兼人,故退之。"

㉑ 子畏于匡,颜渊后。子曰:"吾以女（同'汝'）为死矣!"曰:"子在,回何敢死?"

㉒ 季子然问:"仲由、冉求,可谓大臣与（同'欤'）?"子曰:"吾以子为异之问,曾由与求之问。所谓大臣者,以道事君,不可则止。今由与求也,可谓具臣矣。"曰:"然则从之者与（同'欤'）?"子曰:"弑父与君,亦不从也。"

㉓ 子路使子羔为费宰。子曰："贼夫人之子。"子路曰："有民人焉，有社稷(jì)焉，何必读书，然后为学？"子曰："是故恶夫佞(fú)者。"

㉔ 子路、曾皙(xī)、冉有、公西华侍坐。子曰："以吾一日长乎尔，毋吾以也。居则曰：'不吾知也！'如或知尔，则何以哉？"子路率尔而对曰："千乘之国，摄乎大国之间，加之以师旅，因之以饥馑，由也为之，比及三年，可使有勇，且知方也。"夫子哂(shěn)之。"求，尔何如？"对曰："方六七十，如五六十，求也为之，比及三年，可使足民；如其礼乐，以俟君子。""赤，尔何如？"对曰："非

高柴（前521—前393）字子羔，又称子皋、季高等，春秋末期齐国人，孔门七十二贤之一，小孔子三十岁。

曰能之，愿学焉。宗庙之事，如会同，端章甫，愿为小相(xiàng)焉。""点，尔何如？"鼓瑟希，铿(kēng)尔，舍瑟而作。对曰："异乎三子者之撰！"子曰："何伤乎？亦各言其志也。"曰："莫(同'暮')(mù)春者，春服既成，冠者五六人，童子六七人，浴乎沂(yí)，风乎舞雩(yú)，咏而归。"夫子喟然叹曰："吾与点也！"三子者出，曾晳后。曾晳曰："夫三子者之言何如？"子曰："亦各言其志也已矣！"曰："夫子何哂由也？"曰："为国以礼，其言不让，是故哂之。""唯求则非邦也与(同'欤')？""安见方六七十，如五六十，而非邦也者？""唯赤则非邦也与(同'欤')？""宗庙会同，非诸侯而何？赤也为之小，孰能为之大？"

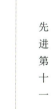

曾蒇 字子晳，又称曾晳、曾点，春秋末期鲁国人，"宗圣"曾参之父，孔门七十二贤之一。

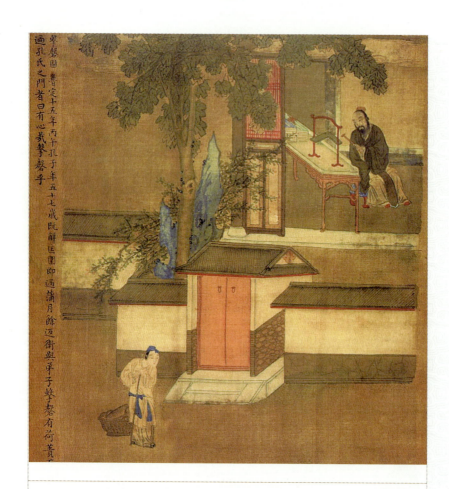

击磬图

鲁定公十五年丙午，孔子年五十七岁，既解匡围，即过蒲，月余返卫，与弟子击磬。有荷蒉而过孔氏之门者，曰：『有心哉，击磬乎！』

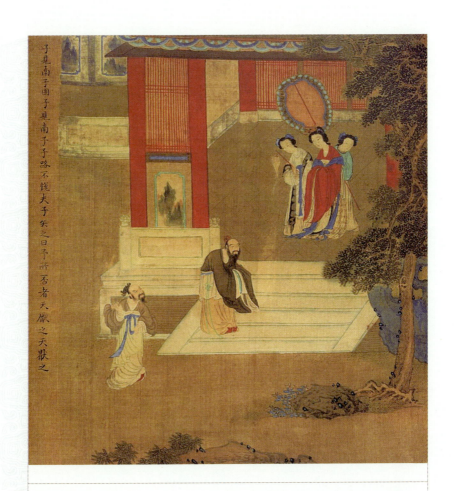

子见南子图

子见南子，子路不悦，夫子矢之曰：『予所否者，天厌之，天厌之！』

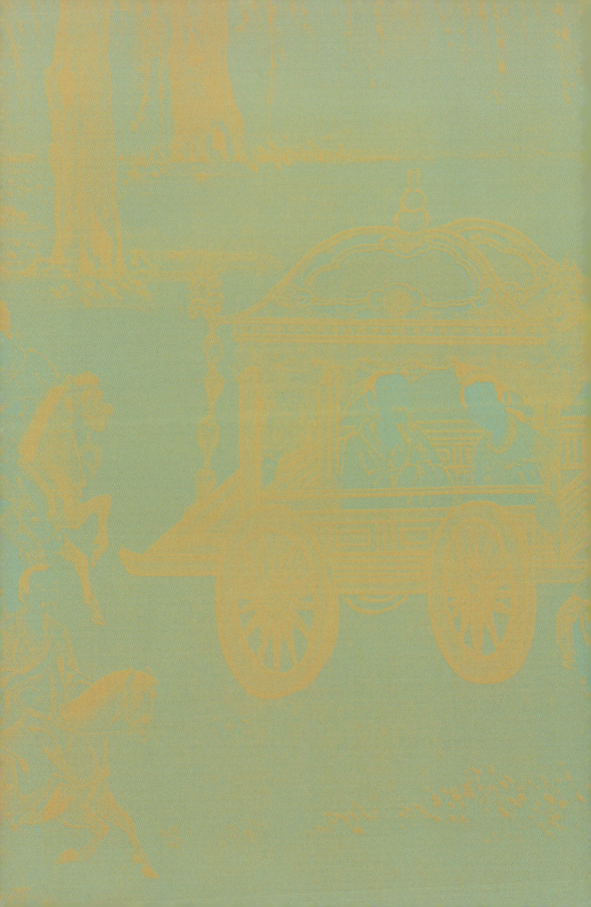

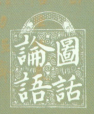

顏淵第十二

① 颜渊问仁。子曰："克己复礼为仁。一日克己复礼，天下归仁焉。为仁由己，而由人乎哉？"颜渊曰："请问其目？"子曰："非礼勿视，非礼勿听，非礼勿言，非礼勿动。"颜渊曰："回虽不敏，请事斯语矣！"

② 仲弓问仁。子曰："出门如见大宾，使民如承大祭。己所不欲，勿施于人。在邦无怨，在家无怨。"仲弓曰："雍虽不敏，请事斯语矣！"

③ 司马牛问仁。子曰："仁者，其言也讱(rèn)。"曰："其言也讱，斯谓之仁已乎？"子曰："为之难，言之得无讱乎？"

冉雍（前531—？）字仲弓，春秋末期鲁国人，小孔子二十九岁，孔门七十二贤之一。

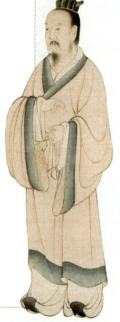

④ 司马牛问君子。子曰:"君子不忧不惧。"曰:"不忧不惧,斯谓之君子已乎?"子曰:"内省不疚,夫何忧何惧?"

⑤ 司马牛忧曰:"人皆有兄弟,我独亡(同'无')。"子夏曰:"商闻之矣,死生有命,富贵在天。君子敬而无失,与人恭而有礼,四海之内,皆兄弟也。君子何患乎无兄弟也?"

⑥ 子张问明。子曰:"浸润之谮(zèn),肤受之愬(sù)(同'诉'),不行焉,可谓明也已矣;浸润之谮,肤受之愬,不行焉,可谓远也已矣。"

07 子贡问政。子曰:"足食,足兵,民信之矣。"子贡曰:"必不得已而去,于斯三者何先?"曰:"去兵。"子贡曰:"必不得已而去,于斯二者何先?"曰:"去食。自古皆有死,民无信不立。"

---

08 棘(jí)子成曰:"君子质而已矣,何以文为?"子贡曰:"惜乎!夫子之说,君子也。驷(sì)不及舌。文犹质也,质犹文也。虎豹之鞟(kuò)犹犬羊之鞟?"

---

09 哀公问于有若曰:"年饥,用不足,如之何?"有若对曰:"盍彻乎?"曰:"二,吾犹不足,如之何其彻也?"对曰:"百姓足,君孰与不足?百姓不足,君孰与足?"

❿ 子张问崇德、辨惑。子曰:"主忠信,徙义,崇德也。爱之欲其生,恶之欲其死;既欲其生,又欲其死,是惑也。""诚不以富,亦祇(zhǐ)以异。"

⓫ 齐景公问政于孔子。孔子对曰:"君君,臣臣,父父,子子。"公曰:"善哉!信如君不君,臣不臣,父不父,子不子,虽有粟,吾得而食诸?"

⓬ 子曰:"片言可以折狱者,其由也与(同'欤')?"子路无宿诺。

⑬ 子曰:"听讼,吾犹人也。必也使无讼乎!"

⑭ 子张问政。子曰:"居之无倦,行之以忠。"

⑮ 子曰:"博学于文,约之以礼,亦可以弗畔（同'叛'）矣夫!"

⑯ 子曰:"君子成人之美,不成人之恶;小人反是。"

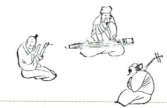

⑰ 季康子问政于孔子。孔子对曰:"政者,正也。子帅以正,孰敢不正?"

⑱ 季康子患盗,问于孔子。孔子对曰:"苟子之不欲,虽赏之不窃。"

⑲ 季康子问政于孔子曰:"如杀无道,以就有道,何如?"孔子对曰:"子为政,焉用杀?子欲善,而民善矣!君子之德风;小人之德草;草上之风,必偃(yǎn)。"

⑳ 子张问："士何如斯可谓之达矣？"子曰："何哉，尔所谓达者？"子张对曰："在邦必闻，在家必闻。"子曰："是闻也，非达也。夫达也者，质直而好义，察言而观色，虑以下人，在邦必达，在家必达。夫闻也者，色取仁而行违，居之不疑，在邦必闻，在家必闻。"

㉑ 樊迟从游于舞雩之下，曰："敢问崇德、修慝（tè）、辨惑。"子曰："善哉问！先事后得，非崇德与（同'欤'，下同）？攻其恶，无攻人之恶，非修慝与？一朝之忿（fèn），忘其身以及其亲，非惑与？"

❷❷ 樊迟问仁。子曰:"爱人。"问知。子曰:"知人。"樊迟未达。子曰:"举直错诸枉,能使枉者直。"樊迟退,见子夏,曰:"乡也吾见于夫子而问知,子曰:'举直错诸枉,能使枉者直。'何谓也?"子夏曰:"富哉言乎!舜有天下,选于众,举皋陶(gāo yáo),不仁者远矣;汤有天下,选于众,举伊尹,不仁者远矣。"

❷❸ 子贡问友。子曰:"忠告而善道(同'导')之,不可则止,毋自辱焉。"

❷❹ 曾子曰:"君子以文会友,以友辅仁。"

公皙哀 姓公皙,名哀,一名克,字季次,又字季沈。春秋末期齐国人,孔门七十二贤之一。

颜渊第十二

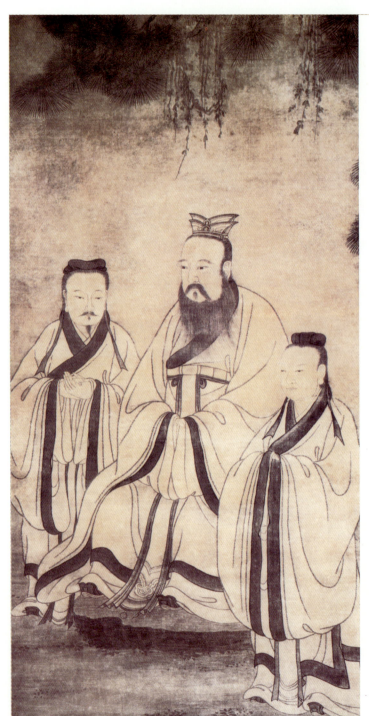

明·佚名《孔子颜回曾参三圣图》

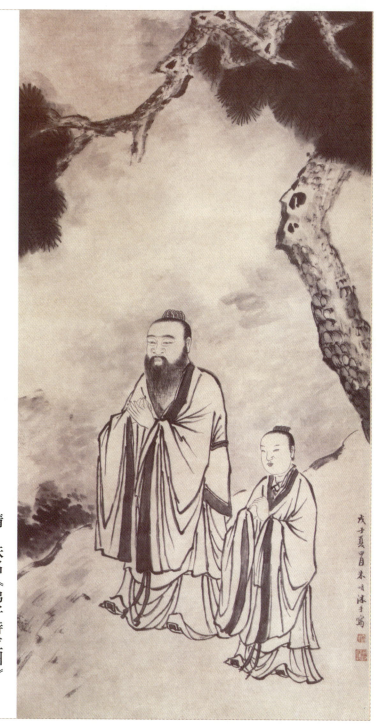

清·佚名《弟子侍立图》

颜渊第十二

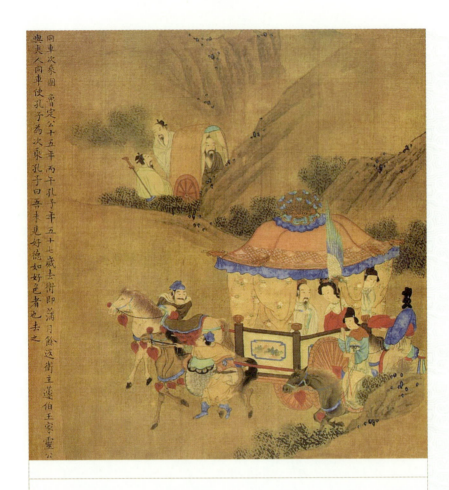

【同车次乘图】

鲁定公十五年丙午，孔子年五十七岁，去卫即蒲，月余返卫，主璩伯玉家。灵公与夫人同车，使孔子为次乘。孔子曰：『吾未见好德如好色者也！』去之。

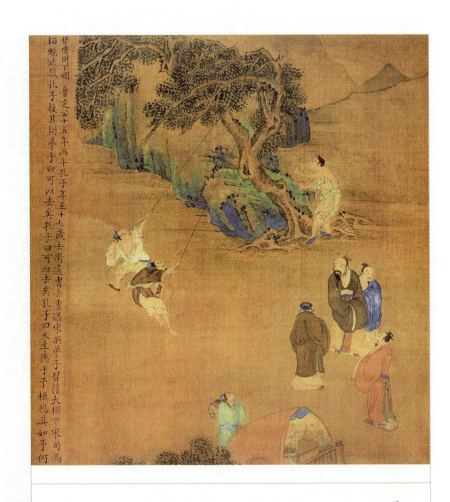

习礼树下图

鲁定公十五年丙午，孔子年五十七岁，去卫适曹，去曹过宋，与弟子习礼大树下。宋司马桓魋欲杀孔子，拔其树。弟子曰：『可以去矣。』孔子曰：『天生德于予，桓魋其如予何？』

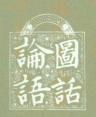

子路第十三

子路第十三

① 子路问政。子曰:"先之,劳之。"请益。曰:"无倦。"

② 仲弓为季氏宰,问政。子曰:"先有司,赦小过,举贤才。"曰:"焉知贤才而举之?"曰:"举尔所知,尔所不知,人其舍诸?"

③ 子路曰:"卫君待子而为政,子将奚先?"子曰:"必也正名乎!"子路曰:"有是哉,子之迂也!奚其正?"子曰:"野哉,由也!君子于其所不知,盖阙如也。名不正,则言不顺;言不顺,则事不成;事不成,则礼乐不兴;礼乐不兴,则刑罚不中(zhòng);刑罚不中,则民无所措手足。故君子名之必可言也,言之必可行也。君子于其言,无所苟而已矣。"

④ 樊迟请学稼，子曰："吾不如老农。"请学为圃，曰："吾不如老圃。"樊迟出。子曰："小人哉，樊须也！上好礼，则民莫敢不敬；上好义，则民莫敢不服；上好信，则民莫敢不用情。夫如是，则四方之民襁负其子而至矣，焉用稼！"

⑤ 子曰："诵《诗三百》，授之以政，不达；使于四方，不能专对；虽多，亦奚以为？"

⑥ 子曰："其身正，不令而行；其身不正，虽令不从。"

07 子曰:"鲁、卫之政,兄弟也。"

08 子谓卫公子荆:"善居屋。始有,曰:'苟合矣。'少有,曰:'苟完矣。'富有,曰:'苟美矣。'"

09 子适卫,冉有仆。子曰:"庶矣哉!"冉有曰:"既庶矣,又何加焉?"曰:"富之。"曰:"既富矣,又何加焉?"曰:"教之。"

10 子曰:"苟有用我者,期_{jī}月而已可也,三年有成。"

⑪ 子曰:"'善人为邦百年,亦可以胜残去杀矣。'诚哉是言也!"

⑫ 子曰:"如有王者,必世而后仁。"

⑬ 子曰:"苟正其身矣,于从政乎何有?不能正其身,如正人何?"

⑭ 冉子退朝,子曰:"何晏也?"对曰:"有政。"子曰:"其事也!如有政,虽不吾以,吾其与闻之!"

❶ 定公问:"一言而可以兴邦,有诸?"孔子对曰:"言不可以若是,其几(jī)也!人之言曰:'为君难,为臣不易。'如知为君之难也,不几乎一言而兴邦乎?"曰:"一言而丧邦,有诸?"孔子对曰:"言不可以若是,其几也!人之言曰:'予无乐乎为君。唯其言而莫予违也。'如其善而莫之违也,不亦善乎?如不善而莫之违也,不几乎一言而丧邦乎?"

❶ 叶(shè)公问政。子曰:"近者说(同'悦'),远者来。"

⓱ 子夏为莒(jǔ)父宰,问政。子曰:"无欲速,无见小利;欲速,则不达;见小利,则大事不成。"

⓲ 叶公语(yù)孔子曰:"吾党有直躬者,其父攘(rǎng)羊,而子证之。"孔子曰:"吾党之直者异于是。父为子隐,子为父隐,直在其中矣。"

⓳ 樊迟问仁。子曰:"居处恭,执事敬,与人忠。虽之夷狄,不可弃也。"

⑳ 子贡问曰:"何如斯可谓之士矣?"子曰:"行己有耻,使于四方,不辱君命,可谓士矣。"曰:"敢问其次?"曰:"宗族称孝焉,乡党称弟(同'悌')焉。"曰:"敢问其次?"曰:"言必信,行必果,硁硁然小人哉!抑亦可以为次矣。"曰:"今之从政者何如?"子曰:"噫!斗筲之人,何足算也?"

㉑ 子曰:"不得中行而与之,必也狂狷乎!狂者进取,狷者有所不为也。"

㉒ 子曰:"南人有言曰:'人而无恒,不可以作巫医。'善夫!""'不恒其德,或承之羞。'"子曰:"不占而已矣。"

㉓ 子曰:"君子和而不同,小人同而不和。"

㉔ 子贡问曰:"乡人皆好(hào)之,何如?"子曰:"未可也。""乡人皆恶(wù)之,何如?"子曰:"未可也。不如乡人之善者好之,其不善者恶之。"

㉕ 子曰:"君子易事而难说(yuè)也,说(yuè)之不以道,不说也;及其使人也,器之。小人难事而易说也,说之虽不以道,说也;及其使人也,求备焉。"

㉖ 子曰:"君子泰而不骄,小人骄而不泰。"

㉗ 子曰:"刚毅、木讷,近仁。"

㉘ 子路问曰:"何如斯可谓之士矣?"子曰:"切切偲偲、怡怡如也,可谓士矣。朋友切切偲偲,兄弟怡怡。"

㉙ 子曰:"善人教民七年,亦可以即戎矣。"

㉚ 子曰:"以不教民战,是谓弃之。"

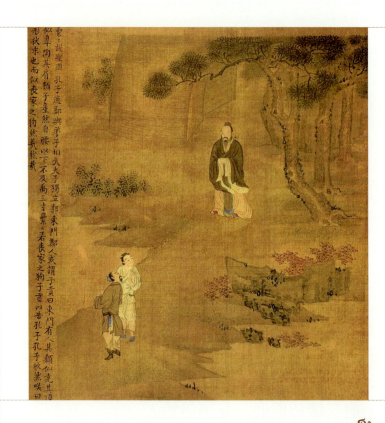

累累说圣图

孔子适郑，与弟子相失。夫子独立郭东门，郑人或谓子贡曰：『东门有人，其颡似尧，其顶似皋陶，其肩类子产，然自腰以下不及禹三寸。累累若丧家之狗。』子贡以告孔子。孔子欣然叹曰：『形状，末也。而似丧家之狗，然哉，然哉！』

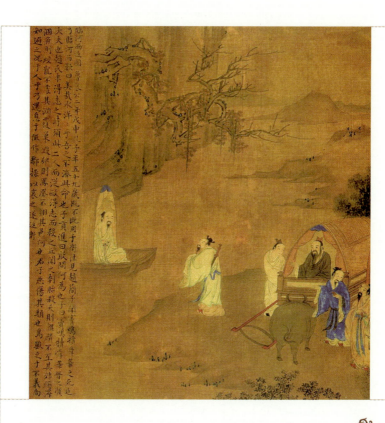

临河而返图

鲁哀公二年戊申，孔子年五十九岁，往见赵简子。闻窦鸣犊、舜华之死也，乃临河而叹曰：『美哉，水洋洋乎……窦鸣犊、舜华，晋之贤大夫也。赵氏未得志之时，须此两人而后从政，得志而杀之。丘闻之刳胎杀夭，则麒麟不至其郊，竭泽涸鱼则蛟龙不处其渊，覆巢毁卵则凤凰不翔其邑，何也？君子恶伤其类也，鸟兽之于不义，尚知避之，况于人乎？』乃还，作《陬操》以哀之，遂返卫。

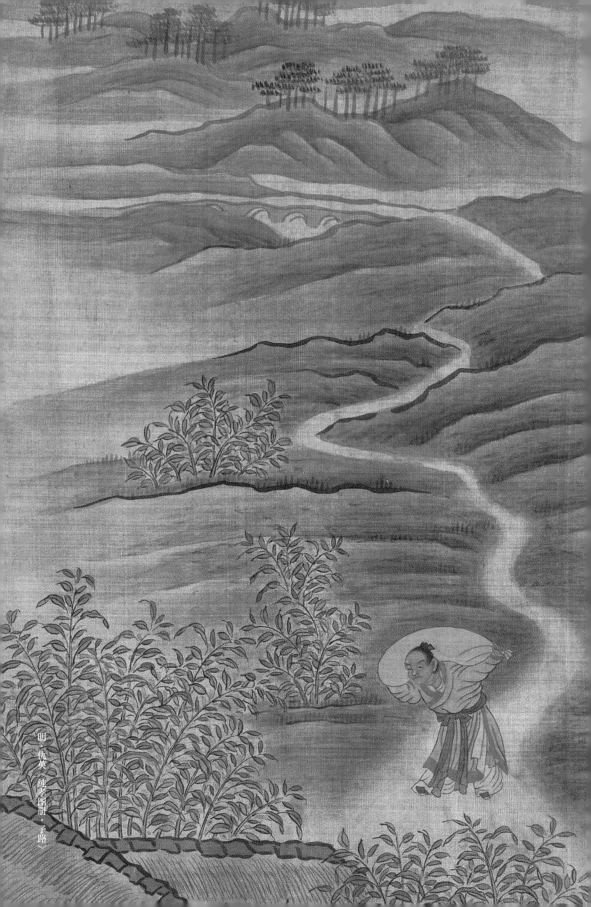

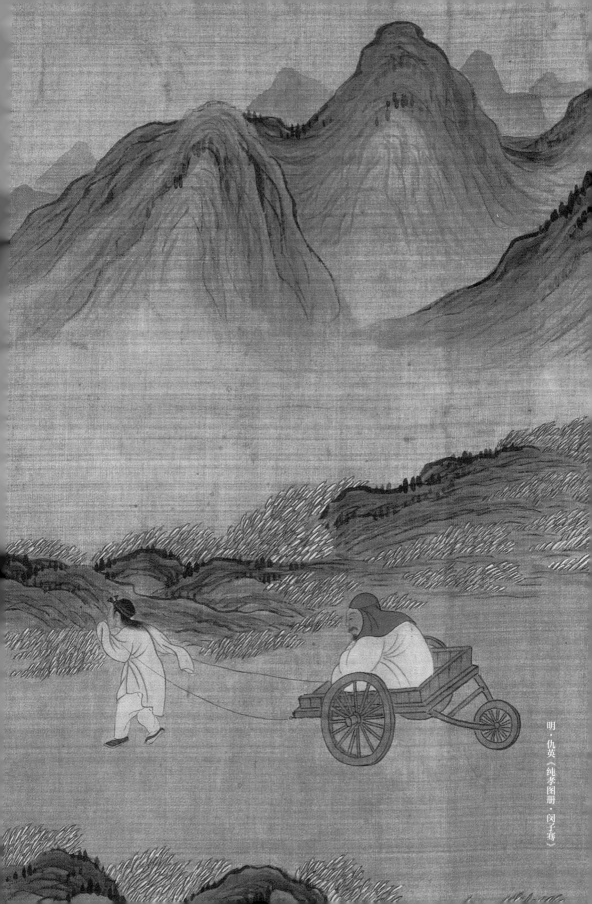

明·仇英《纯孝图册·闵子骞》

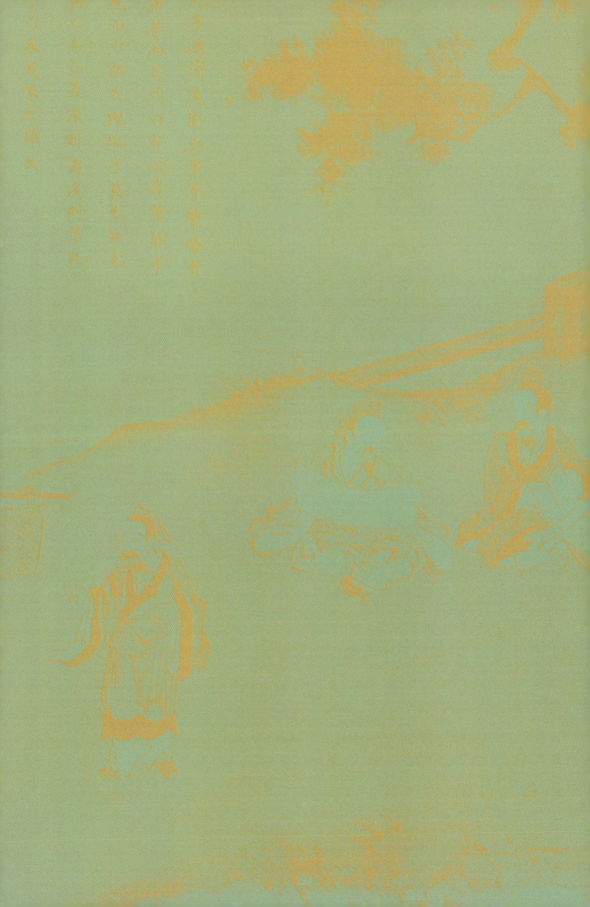

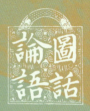

憲問第十四

宪问第十四

① 宪问耻。子曰:"邦有道,榖;邦无道,榖,耻也。""克、伐、怨、欲不行焉,可以为仁矣?"子曰:"可以为难矣,仁则吾不知也。"

② 子曰:"士而怀居,不足以为士矣!"

③ 子曰:"邦有道,危言危行。邦无道,危行言孙(同'逊')。"

④ 子曰:"有德者,必有言;有言者,不必有德。仁者,必有勇;勇者,不必有仁。"

05 南宫适问于孔子曰:"羿善射,奡荡舟,俱不得其死然;禹、稷躬稼,而有天下。"夫子不答,南宫适出。子曰:"君子哉若人!尚(同'上')德哉若人!"

06 子曰:"君子而不仁者有矣夫!未有小人而仁者也!"

07 子曰:"爱之,能勿劳乎?忠焉,能勿诲乎?"

08 子曰:"为命,裨谌草创之,世叔讨论之,行人子羽修饰之,东里子产润色之。"

南宫适 字子容,亦称南宫括、南容,春秋末期鲁国人,孔门七十二贤之一。

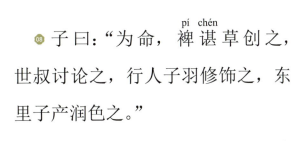

⑨ 或问子产。子曰:"惠人也。"问子西。曰:"彼哉!彼哉!"问管仲。曰:"人也,夺伯氏骈(pián)邑三百,饭疏食,没(mò)齿无怨言。"

⑩ 子曰:"贫而无怨难,富而无骄易。"

⑪ 子曰:"孟公绰(chuò)为赵、魏老则优,不可以为滕、薛大夫。"

⑫ 子路问成人。子曰:"若臧武仲之知(同'智'),公绰之不欲,卞庄子之勇,冉求之艺,文之以礼乐,亦可以为成人矣!"曰:"今之成人者,何必然?见利思义,见

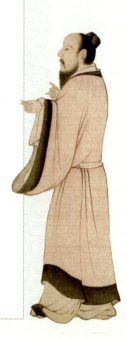

冉有(前522—?)字子有,又称冉有,尊称冉子,春秋末期鲁国人,小孔子二十九岁,季氏家臣,孔门七十二贤之一。

危授命，久要不忘平生之言，亦可以为成人矣！"

⓭ 子问公叔文子于公明贾曰："信乎？夫子不言、不笑、不取乎？"公明贾对曰："以告者过也！夫子时然后言，人不厌其言；乐然后笑，人不厌其笑；义然后取，人不厌其取。"子曰："其然！岂其然乎？"

⓮ 子曰："臧武仲以防求为后于鲁，虽曰不要君，吾不信也。"

⓯ 子曰："晋文公谲而不正，齐桓公正而不谲。"

⒃ 子路曰:"桓公杀公子纠,召(shào)忽死之,管仲不死。曰未仁乎?"子曰:"桓公九合诸侯,不以兵车,管仲之力也。如其仁!如其仁!"

⒄ 子贡曰:"管仲非仁者与(同'欤')?桓公杀公子纠,不能死,又相之。"子曰:"管仲相桓公,霸诸侯,一匡天下,民到于今受其赐;微管仲,吾其被(pī)发左衽(rèn)矣!岂若匹夫匹妇之为谅也,自经于沟渎,而莫之知也。"

⒅ 公叔文子之臣大夫僎(zhuàn),与文子同升诸公。子闻之曰:"可以为文矣!"

⑲ 子言卫灵公之无道也。康子曰:"夫如是,奚而不丧?"孔子曰:"仲叔圉治宾客,祝鮀治宗庙,王孙贾治军旅。夫如是,奚其丧?"

⑳ 子曰:"其言之不怍,则为之也难!"

㉑ 陈成子弑简公。孔子沐浴而朝,告于哀公曰:"陈恒弑其君,请讨之。"公曰:"告夫三子!"孔子曰:"以吾从大夫之后,不敢不告也!君曰'告夫三子'者!"之三子告,不可。孔子曰:"以吾从大夫之后,不敢不告也。"

㉒ 子路问事君。子曰:"勿欺也,而犯之。"

㉓ 子曰:"君子上达,小人下达。"

㉔ 子曰:"古之学者为己(wèi),今之学者为人。"

㉕ 蘧(qú)伯玉使人于孔子,孔子与之坐而问焉。曰:"夫子何为?"对曰:"夫子欲寡其过而未能也。"使者出。子曰:"使乎!使乎!"

蘧瑗 姬姓,蘧氏,名瑗,字伯玉,春秋时期卫国大臣,孔子的朋友。

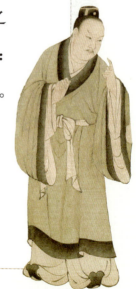

㉖ 子曰："不在其位，不谋其政。"曾子曰："君子思不出其位。"

㉗ 子曰："君子耻其言而过其行。"

㉘ 子曰："君子道者三，我无能焉：仁者不忧，知（同'智'）者不惑，勇者不惧。"子贡曰："夫子自道也！"

㉙ 子贡方人。子曰："赐也，贤乎哉？夫我则不暇！"

㉚ 子曰："不患人之不己知，患其不能也。"

㉛ 子曰:"不逆诈,不亿不信,抑亦先觉者,是贤乎!"

㉜ 微生亩谓孔子曰:"丘,何为是栖栖者与(同'欤')?无乃为佞乎?"孔子曰:"非敢为佞也,疾固也。"

㉝ 子曰:"骥(jì)不称其力,称其德也。"

㉞ 或曰:"以德报怨,何如?"子曰:"何以报德?以直报怨,以德报德。"

㉟ 子曰:"莫我知也夫!"子贡曰:"何

为其莫知子也？"子曰："不怨天，不尤人，下学而上达，知我者，其天乎！"

㊱ 公伯寮^{liáo}愬^{sù}子路于季孙，子服景伯以告，曰："夫子固有惑志，于公伯寮，吾力犹能肆诸市朝^{cháo}。"子曰："道之将行也与（同'欤'），命也！道之将废也与，命也！公伯寮其如命何？"

㊲ 子曰："贤者辟^{bì}（同'避'）世，其次辟地，其次辟色，其次辟言。"子曰："作者七人矣。"

㊳ 子路宿于石门。晨门曰："奚自？"

子路曰:"自孔氏。"曰:"是知其不可而为之者与?"

㊴ 子击磬于卫。有荷蒉而过孔氏之门者,曰:"有心哉!击磬乎!"既而曰:"鄙哉!硁硁乎!莫己知也,斯己而已矣!'深则厉,浅则揭。'"子曰:"果哉!末之难矣!"

㊵ 子张曰:"《书》云:'高宗谅阴,三年不言。'何谓也?"子曰:"何必高宗,古之人皆然。君薨,百官总己以听于冢宰,三年。"

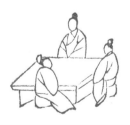

㊶ 子曰:"上好礼,则民易使也。"

㊷ 子路问君子。子曰:"修己以敬。"曰:"如斯而已乎?"曰:"修己以安人。"曰:"如斯而已乎?"曰:"修己以安百姓。修己以安百姓,尧舜其犹病诸!"

㊸ 原壤夷俟。子曰:"幼而不孙(同'逊')弟(同'悌'),长而无述焉,老而不死,是为贼!"以杖叩其胫。

㊹ 阙党童子将命。或问之曰:"益者与(同'欤')?"子曰:"吾见其居于位也,见其与先生并行也,非求益者也,欲速成者也。"

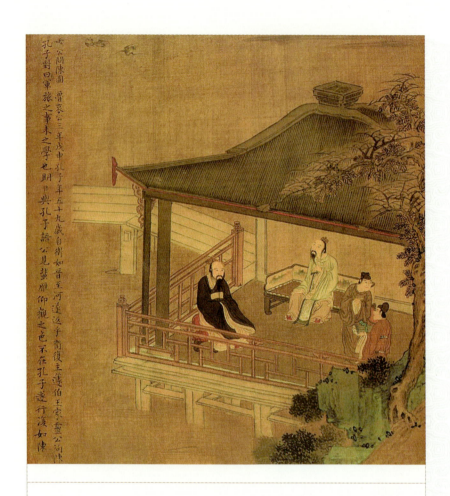

灵公问阵图

鲁哀公三年戊申，孔子年五十九岁，自卫如晋至河，遂返乎卫。复主璩伯玉家。灵公问阵，孔子对曰：『军旅之事，未之学也。』明日与孔子语，公见蜚雁，仰观之色不在。孔子遂行，复如陈。

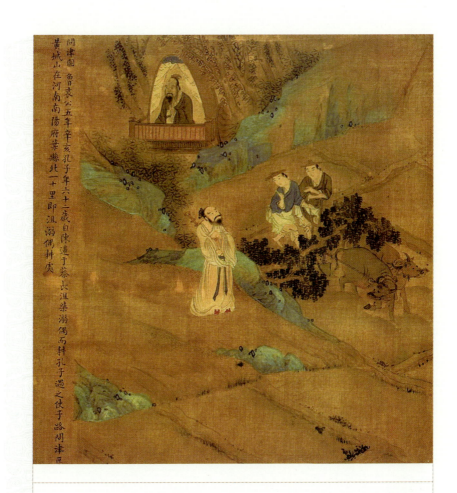

问津图

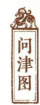

鲁哀公五年辛亥，孔子年六十二岁。自陈迁于蔡。长沮、桀溺偶而耕，孔子过之，使子路问津焉。黄城山在河南南阳府叶县北一十里，即沮、溺偶耕处。

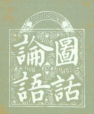

衛靈公第十五

卫灵公第十五

① 卫灵公问陈（同'阵'）于孔子。孔子对曰："俎豆之事，则尝闻之矣；军旅之事，未之学也。"明日遂行。

② 在陈绝粮，从者病，莫能兴。子路愠见曰："君子亦有穷乎？"子曰："君子固穷，小人穷斯滥矣。"

③ 子曰："赐也，女（同'汝'）以予为多学而识之者与（同'欤'）？"对曰："然，非与（同'欤'）？"曰："非也，予一以贯之。"

④ 子曰："由，知德者鲜矣！"

⑤ 子曰:"无为而治者,其舜也与（同'欤'）？夫何为哉？恭己正南面而已矣。"

⑥ 子张问行。子曰:"言忠信,行笃敬,虽蛮貊(mò)之邦行矣；言不忠信,行不笃敬,虽州里行乎哉？立,则见其参于前也；在舆,则见其倚于衡也。夫然后行。"子张书诸绅。

⑦ 子曰:"直哉,史鱼！邦有道,如矢；邦无道,如矢。君子哉蘧(qú)伯玉！邦有道,则仕；邦无道,则可卷而怀之。"

08 子曰:"可与言,而不与之言,失人;不可与言,而与之言,失言。知(同'智')者不失人,亦不失言。"

09 子曰:"志士仁人,无求生以害仁,有杀身以成仁。"

10 子贡问为仁。子曰:"工欲善其事,必先利其器。居是邦也,事其大夫之贤者,友其士之仁者。"

11 颜渊问为邦。子曰:"行夏之时,乘殷之辂(lù),服周之冕,乐则《韶舞》。放郑声,远佞人。郑声淫,佞人殆。"

⑫ 子曰:"人无远虑,必有近忧。"

⑬ 子曰:"已矣乎!吾未见好德如好色者也。"

⑭ 子曰:"臧文仲,其窃位者与(同'欤')!知柳下惠之贤,而不与立也。"

⑮ 子曰:"躬自厚而薄责于人,则远怨矣!"

⑯ 子曰:"不曰'如之何,如之何'者,吾末如之何也已矣。"

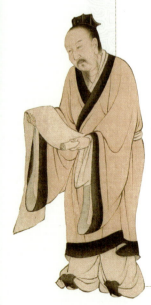

公孙龙 字子石,春秋末期楚国人,一说卫国人或赵国人,孔门七十二贤之一,小孔子五十三岁。

⑰ 子曰:"群居终日,言不及义,好(hào)行小慧,难矣哉!"

---

⑱ 子曰:"君子义以为质,礼以行之,孙(同'逊')以出之,信以成之。君子哉!"

---

⑲ 子曰:"君子病无能焉,不病人之不己知也。"

---

⑳ 子曰:"君子疾没(mò)世而名不称(chèn)焉。"

㉑ 子曰:"君子求诸己,小人求诸人。"

㉒ 子曰:"君子矜而不争,群而不党。"

㉓ 子曰:"君子不以言举人,不以人废言。"

㉔ 子贡问曰:"有一言而可以终身行之者乎?"子曰:"其恕乎!己所不欲,勿施于人。"

㉕ 子曰:"吾之于人也,谁毁谁誉?如有所誉者,其有所试矣。斯民也,三代之所以直道而行也。"

㉖ 子曰："吾犹及史之阙文也，有马者借人乘之。今亡（同'无'）矣夫！"

㉗ 子曰："巧言乱德。小不忍，则乱大谋。"

㉘ 子曰："众恶(wù)之，必察焉；众好(hào)之，必察焉。"

㉙ 子曰："人能弘道，非道弘人。"

㉚ 子曰："过而不改，是谓过矣！"

㉛ 子曰："吾尝终日不食，终夜不寝，以思；无益，不如学也。"

㉜ 子曰："君子谋道不谋食。耕也，馁在其中矣；学也，禄在其中矣。君子忧道不忧贫。"

㉝ 子曰："知（同'智'）及之，仁不能守之，虽得之，必失之。知及之，仁能守之，不庄以莅（lì）之，则民不敬。知及之，仁能守之，庄以莅之，动之不以礼，未善也。"

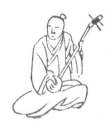

㉞ 子曰："君子不可小知,而可大受也;小人不可大受,而可小知也。"

㉟ 子曰："民之于仁也,甚于水火。水火,吾见蹈而死者矣,未见蹈仁而死者也。"

㊱ 子曰："当仁不让于师。"

㊲ 子曰："君子贞而不谅。"

㊳ 子曰："事君敬其事而后其食。"

③ 子曰:"有教无类。"

④ 子曰:"道不同,不相为谋。"

④ 子曰:"辞达而已矣。"

④ 师冕见。及阶,子曰:"阶也。"及席,子曰:"席也。"皆坐,子告之曰:"某在斯,某在斯。"师冕出。子张问曰:"与师言之道与(同'欤')?"子曰:"然,固相师之道也。"

冉孺 一作冉儒,字子鲁,春秋末期鲁国人。孔子弟子,冉求的次子。

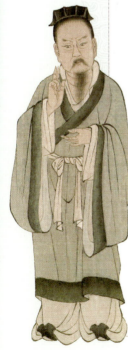

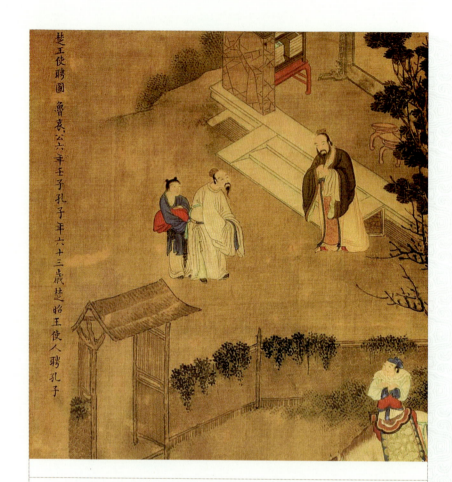

楚王使聘图

鲁哀公六年壬子，孔子年六十三岁。楚昭王使人聘孔子。

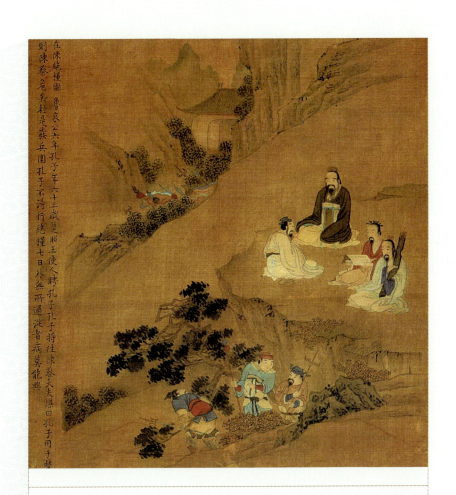

在陈绝粮图 鲁哀公六年孔子年六十三岁楚昭王使人聘孔子孔子将往陈蔡大夫谋曰孔子用于楚则陈蔡危矣于是发兵围孔子不得行绝粮七日外无所通从者病莫能兴

在陈绝粮图

鲁哀公六年，孔子年六十三岁。楚昭王使人聘孔子，孔子将往，陈、蔡大夫谋曰：『孔子用于楚，则陈、蔡危矣。』于是发兵围孔子，不得行，绝粮七日，外无所通，从者病，莫能兴。

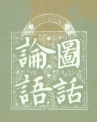

季氏第十六

01 季氏将伐颛臾（zhuān yú）。冉有、季路见于孔子曰："季氏将有事于颛臾。"孔子曰："求！无乃尔是过与（同'欤'）？夫颛臾，昔者先王以为东蒙主，且在邦域之中矣，是社稷之臣也，何以伐为？"冉有曰："夫子欲之，吾二臣者，皆不欲也。"孔子曰："求！周任有言曰：'陈力就列，不能者止。'危而不持，颠而不扶，则将焉用彼相矣？且尔言过矣！虎兕（sì）出于柙（xiá），龟玉毁于椟（dú）中，是谁之过与（同'欤'）？"冉有曰："今夫颛臾，固而近于费（bì）；今不取，后世必为子孙忧。"孔子曰："求！君子疾夫，舍曰欲之，而必为之辞。丘也闻有国有家者，不患寡而患不均，不患贫而患不安。盖均无贫，和无寡，安无倾。夫如是，故远人不服，则修文德以来（lài）之。

颜幸　字子柳，春秋末期鲁国人。孔子门七十二贤之一，小孔子四十八岁。

鄡单　一云邹单，字子家，春秋时期人。孔门七十二贤之一。

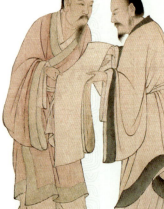

既来之，则安之。今由与求也，相(xiàng)夫子，远人不服而不能来也；邦分崩离析，而不能守也；而谋动干戈于邦内。吾恐季孙之忧不在颛臾，而在萧墙之内也！"

---

❷ 孔子曰："天下有道，则礼乐征伐自天子出；天下无道，则礼乐征伐自诸侯出。自诸侯出，盖十世希不失矣；自大夫出，五世希不失矣；陪臣执国命，三世希不失矣。天下有道，则政不在大夫。天下有道，则庶人不议。"

---

❸ 孔子曰："禄之去公室，五世矣。政逮(dài)于大夫，四世矣。故夫三桓之子孙，微矣。"

④ 孔子曰:"益者三友,损者三友:友直,友谅,友多闻,益矣;友便辟(pián pì),友善柔,友便佞(pián),损矣。"

⑤ 孔子曰:"益者三乐,损者三乐:乐节礼乐,乐道人之善,乐多贤友,益矣;乐骄乐,乐佚(yì)游,乐宴乐,损矣。"

⑥ 孔子曰:"侍于君子有三愆(qiān):言未及之而言,谓之躁;言及之而不言,谓之隐;未见颜色而言,谓之瞽。"

⁂ 孔子曰："君子有三戒：少之时，血气未定，戒之在色；及其壮也，血气方刚，戒之在斗；及其老也，血气既衰，戒之在得。"

⁂ 孔子曰："君子有三畏：畏天命，畏大人，畏圣人之言。小人不知天命而不畏也，狎大人，侮圣人之言。"

⁂ 孔子曰："生而知之者，上也；学而知之者，次也；困而学之，又其次也；困而不学，民斯为下矣！"

❿ 孔子曰："君子有九思：视思明，听思聪，色思温，貌思恭，言思忠，事思敬，疑思问，忿(fèn)思难(nàn)，见得思义。"

⓫ 孔子曰："'见善如不及，见不善如探汤。'吾见其人矣，吾闻其语矣！'隐居以求其志，行义以达其道。'吾闻其语矣，未见其人也！"

⓬ "齐景公有马千驷，死之日，民无德而称焉。伯夷、叔齐饿于首阳之下，民到于今称(chēng)之。其斯之谓与（同'欤'）？"

梁鳣，字叔鱼，号子京，春秋末期齐国人，小孔子二十九岁，孔门七十二贤之一。

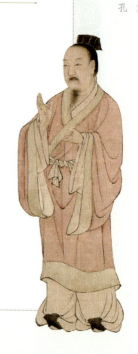

⑬ 陈亢问于伯鱼曰:"子亦有异闻乎?"对曰:"未也。尝独立,鲤趋而过庭。曰:'学《诗》乎?'对曰:'未也。''不学《诗》,无以言!'鲤退而学《诗》。他日,又独立,鲤趋而过庭。曰:'学《礼》乎?'对曰:'未也。''不学《礼》,无以立!'鲤退而学《礼》。闻斯二者。"陈亢退而喜曰:"问一得三:闻《诗》,闻《礼》,又闻君子之远(yuǎn)其子也。"

⑭ 邦君之妻,君称之曰"夫人",夫人自称曰"小童"。邦人称之曰"君夫人",称诸异邦曰"寡小君";异邦人称之,亦曰"君夫人"。

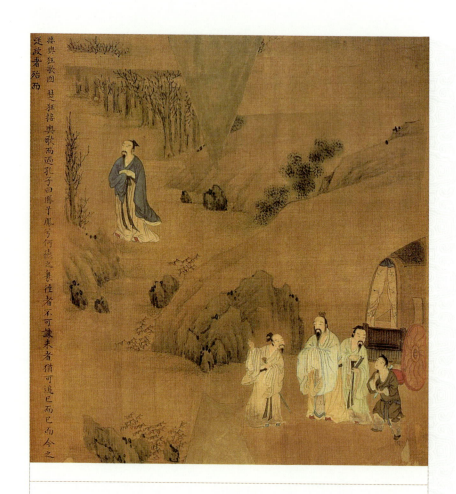

接舆狂歌图

楚狂接舆歌而过孔子曰:"凤兮凤兮,何德之衰!往者不可谏兮,来者犹可追也!已而已而,今之从政者殆而!"

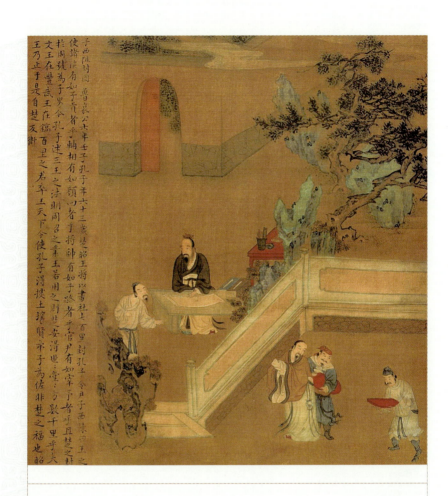

子西阻封图

鲁哀公六年壬子，孔子年六十三岁。楚昭王将以书社七百里封孔子，令尹子西曰："王之使诸侯有如子贡者乎？辅相有如颜回者乎？将帅有如子路者乎？官尹有如宰予者乎……孔丘得据土壤，贤弟子为佐，非楚之福也。"昭王乃止，于是孔子自楚返卫。

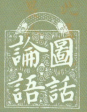

陽貨第十七

阳货第十七

① 阳货欲见孔子，孔子不见，归孔子豚(tún)。孔子时其亡也，而往拜之，遇诸涂。谓孔子曰："来！予与尔言。"曰："怀其宝而迷其邦，可谓仁乎？"曰："不可。""好从事而亟(jí)失时，可谓知（同'智'）乎？"曰："不可。""日月逝矣，岁不我与(yǔ)！"孔子曰："诺，吾将仕矣。"

② 子曰："性相近也，习相远也。"子曰："唯上知（同'智'）与下愚不移。"

③ 子之武城，闻弦歌之声，夫子莞(wǎn)尔而笑，曰："割鸡焉用牛刀？"子游对曰："昔者，偃也闻诸夫子曰：'君子学道则爱人，小人学道则易使也。'"子曰："二三

子！偃之言是也。前言戏之耳！"

● 04 公山弗扰以费畔（同"叛"），召，子欲往。子路不说（同"悦"），曰："末之也已，何必公山氏之之也？"子曰："夫召我者，而岂徒哉？如有用我者，吾其为东周乎！"

● 05 子张问仁于孔子。孔子曰："能行五者于天下，为仁矣。"请问之。曰："恭、宽、信、敏、惠。恭则不侮，宽则得众，信则人任焉，敏则有功，惠则足以使人。"

06 佛肸(bì xī)召，子欲往。子路曰："昔者，由也闻诸夫子曰：'亲于其身为不善者，君子不入也。'佛肸以中牟畔(móu)(同'叛')，子之往也，如之何？"子曰："然，有是言也。不曰坚乎？磨而不磷。不曰白乎？涅(niè)而不缁(zī)。吾岂匏(páo)瓜也哉？焉能系而不食？"

07 子曰："由也，女(同'汝')闻'六言六蔽'矣乎？"对曰："未也。""居！吾语女(同'汝')：好仁不好学，其蔽也愚；好知不好学，其蔽也荡；好信不好学，其蔽也贼；好直不好学，其蔽也绞；好勇不好学，其蔽也乱；好刚不好学，其蔽也狂。"

⑧ 子曰："小子！何莫学夫《诗》？《诗》可以兴，可以观，可以群，可以怨；迩之事父，远之事君；多识于鸟兽草木之名。"

⑨ 子谓伯鱼曰："女（同'汝'）为《周南》《召南》矣乎？人而不为《周南》《召南》，其犹正墙面而立也与（同'欤'）？"

⑩ 子曰："礼云礼云，玉帛云乎哉？乐云乐云，钟鼓云乎哉？"

⑪ 子曰："色厉而内荏，譬诸小人，其犹穿窬之盗也与（同'欤'）？"

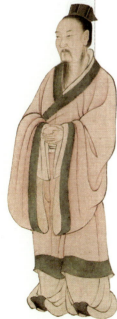

巫马施　姓巫马，名施，字子旗，亦称巫马期。春秋末期鲁国人，一说陈国人，孔门七十二贤之一，小孔子三十岁。

⓬ 子曰:"乡原(同'愿'),德之贼也!"

⓭ 子曰:"道听而涂说,德之弃也!"

⓮ 子曰:"鄙夫可与事君也与(同'欤')哉?其未得之也,患得之;既得之,患失之。苟患失之,无所不至矣!"

⓯ 子曰:"古者民有三疾,今也或是之亡(同'无')也。古之狂也肆,今之狂也荡;古之矜也廉,今之矜也忿戾;古之愚也直,今之愚也诈而已矣。"

⑯ 子曰:"巧言令色,鲜(xiǎn)矣仁。"

⑰ 子曰:"恶紫之夺朱也,恶郑声之乱雅乐也,恶利口之覆邦家者。"

⑱ 子曰:"予欲无言!"子贡曰:"子如不言,则小子何述焉?"子曰:"天何言哉?四时行焉,百物生焉,天何言哉?"

⑲ 孺(rú)悲欲见孔子,孔子辞以疾。将命者出户,取瑟而歌,使之闻之。

⑳ 宰我问:"三年之丧,期(jī)已久矣!君

子三年不为礼，礼必坏；三年不为乐，乐必崩。旧谷既没，新谷既升，钻燧(suì)改火，期可已矣。"子曰："食夫(fú)稻，衣夫锦，于女（同'汝'）安乎？"曰："安！""女安则为之！夫君子之居丧，食旨不甘，闻乐(yuè)不乐(lè)，居处(chǔ)不安，故不为也。今女安，则为之！"宰我出。子曰："予之不仁也！子生三年，然后免于父母之怀。夫三年之丧，天下之通丧也。予也有三年之爱于其父母乎？"

㉑ 子曰："饱食终日，无所用心，难矣哉！不有博奕者乎？为之犹贤乎已！"

㉒ 子路曰："君子尚勇乎？"子曰："君

子义以为上。君子有勇而无义为乱,小人有勇而无义为盗。"

② 子贡曰:"君子亦有恶(wù)乎?"子曰:"有恶。恶称人之恶(è)者,恶居下流而讪上者,恶勇而无礼者,恶果敢而窒(zhì)者。"曰:"赐也亦有恶乎?""恶徼(jiǎo)以为知(同'智')者,恶不孙(同'逊')以为勇者,恶讦(jié)以为直者。"

② 子曰:"唯女子与小人为难养也!近之则不孙(同'逊'),远之则怨(yuàn)。"

② 子曰:"年四十而见恶(wù)焉,其终也已!"

宰予(前522—前458)姬姓,宰氏,名予,字子我,春秋末期鲁国人,孔门十哲之一,孔门七十二贤之一,善于言辞。

樊须 即樊迟,字子迟。春秋末期鲁国人(一说齐国人)。孔门七十二贤之一,小孔子三十六岁。

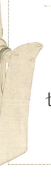

阳货第十七

205

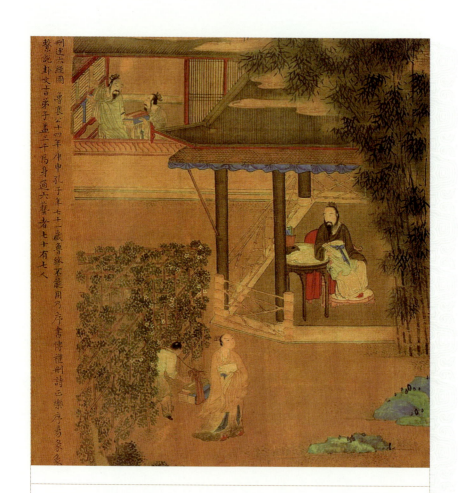

删述六经图

鲁哀公十四年庚申，孔子年七十一岁。鲁终不能用，孔子乃序《书》，传《礼》，删《诗》，正《乐》，序《易》象、象、系、说卦、文言。弟子盖三千焉，身通六艺者七十有二人。

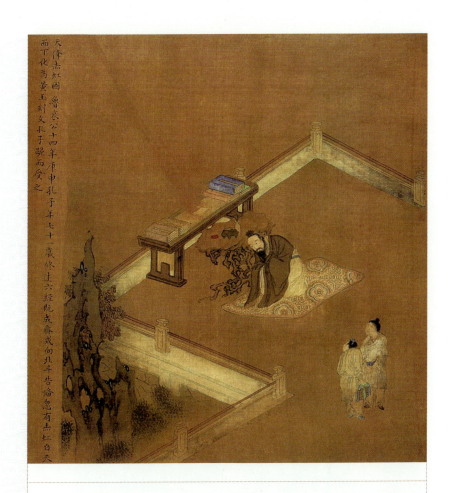

天降赤虹图

鲁哀公十四年庚申，孔子年七十一岁。修述六经既成，斋戒，向北斗告备，忽有赤虹自天而下，化为黄玉刻文，孔子跪而受之。

阳货第十七

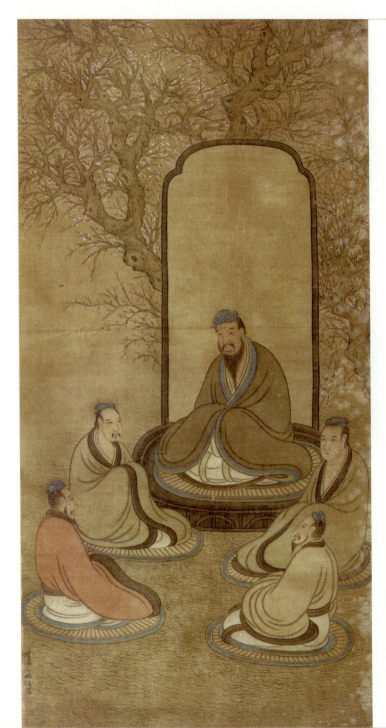

明·吴彬《杏坛讲学图》

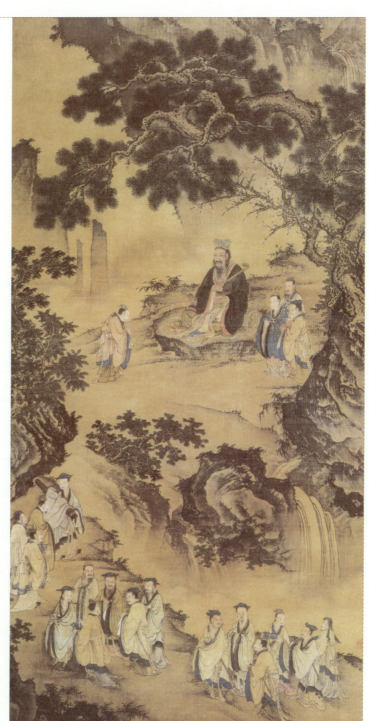

明·佚名《孔子讲学图》

論語

學而第一 凡十六章

子曰學而時習之不亦說乎有朋自遠方來不亦樂乎人不知而不慍不亦君子乎○有子曰其為人也孝弟而好犯上者鮮矣不好犯上而好作亂者未之有也君子務本本立而道生孝弟也者其為仁之本與○子曰巧言令色鮮矣仁○曾子曰吾日三省吾身為人謀而不忠乎與朋友交而不信乎傳不習乎○子曰道千乘之國敬事而信節用而愛人使民以時○子曰弟子入則孝出則弟謹而信汎

[愛眾而親仁行有餘力則以學文○子夏曰賢賢易色事父母能竭其力事君能致其身與朋友交言而有信雖曰未學吾必謂之學矣○子曰君子不重則不威學則不固主忠信無友不如己者過則勿憚改○曾子曰慎終追遠民德歸厚矣○子禽問於子貢曰夫子至於是邦也必聞其政求之與抑與之與子貢曰夫子溫良恭儉讓以得之夫子之求之也其諸異乎人之求之與○子曰父在觀其志父沒觀其行三年無改於父之道可謂孝矣○有子曰禮之用和為貴先王之道斯為美小大由之有所不行知和而和不以禮節之亦不可行也○有子曰信近於義言可復也恭近於禮遠恥辱也因不失其親亦可宗也○子曰君子食無求飽居無求安敏於事而慎於言就有道而正焉可謂好學也已○子貢曰貧而無諂富而無驕何如子曰可也未若貧而樂富而好禮者也子貢曰詩云如切如磋如琢如磨其斯之謂與子曰賜也始可與言詩已矣告諸往而知來者○子曰不患人之不己知患不知人也]

為政第二 凡二十四章

子曰為政以德譬如北辰居其所而眾星共之○子曰詩三百一言以蔽之曰思無邪○子曰道之以政齊之以刑民免而無恥道之以德齊之以禮有恥且格○子曰吾十有五而志于學三十而立四十而不惑五十而知天命六十而耳順七十而從心所欲不踰矩○孟懿子問孝子曰無違樊遲御子告之曰孟孫問孝於我我對曰無違樊遲曰何謂也子曰生事之以禮死葬之以禮祭之以禮○孟武伯問孝子曰父母唯其疾之憂○子游問孝子曰今之孝者是謂能養至於犬馬皆能有養不敬何以別乎○子夏問孝子曰色難有事弟子服其勞有酒食先生饌曾是以為孝乎○子曰吾與回言終日不違如愚退而省其私亦足以發回也不愚○子曰視其所以觀其所由察其所安人焉廋哉人焉廋哉○子曰溫故而知新可以為師矣○子曰君子不器○子貢問君子子曰先行其言而後從之○子曰君子周而不比小人比而不周○子曰學而不思則罔思而不學則殆○子曰攻乎異端斯害也已○子曰由誨女知之乎知之為知之不知為不知是知也○子張學干祿子曰多聞闕疑慎言其餘則寡尤多見闕殆慎行其餘則寡悔言寡尤行寡悔祿在其中矣○哀公問曰何為則民服孔子對曰舉直錯諸枉則民服舉枉錯諸直則民不服○季康子問使民敬忠以勸如之何子曰臨之以莊則敬孝慈則忠舉善而教不能則勸○或謂孔子曰子奚不為政子曰書云孝乎惟孝友于兄弟施於有政是亦為政奚其為為政○子曰人而無信不知其可也大車無輗小車無軏其何以行之哉○子張問十世可知也子曰殷因於夏禮所損益可知也周因於殷禮所損益可知也其或繼周者雖百世可知也○子曰非其鬼而祭之諂也見義不為無勇也

八佾第三 凡二十六章

孔子謂季氏八佾舞於庭是可忍也孰不可忍也○三家者以雍徹子曰相維辟公天子穆穆奚取於三家之堂○子曰人而不仁如禮何人而不仁如樂何○林放問禮之本子曰大哉問禮與其奢也寧儉喪與其易也

己也恭其事上也敬其養民也
惠其使民也義○子曰晏平仲
善與人交久而敬之○子曰臧
文仲居蔡山節藻梲何如其知
也○子張問曰令尹子文三仕
為令尹無喜色三巳之無慍色
舊令尹之政必以告新令尹何
如子曰忠矣曰仁矣乎曰未知
焉得仁崔子弒齊君陳文子有
馬十乘棄而違之至於他邦則
曰猶吾大夫崔子也違之之一
邦則又曰猶吾大夫崔子也違
之何如子曰清矣曰仁矣乎曰
未知焉得仁○季文子三思而
後行子聞之曰再斯可矣○子
曰甯武子邦有道則知邦無道
則愚其知可及也其愚不可及
也○子在陳曰歸與歸與吾黨
之小子狂簡斐然成章不知所
以裁之○子曰伯夷叔齊不念
舊惡怨是用希○子曰孰謂微

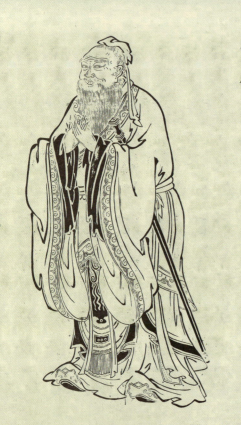

不俶俶我問我問曰仁
者雖告之曰井有仁焉其從之
也子曰何為其然也君子可逝
也不可陷也可欺也不可罔也
○子曰君子博學於文約之以
禮亦可以弗畔矣夫○子見南
子子路不說夫子矢之曰予所
否者天厭之天厭之○子曰中
庸之為德也其至矣乎民鮮久
矣○子貢曰如有博施於民而
能濟衆何如可謂仁乎子曰何
事於仁必也聖乎堯舜其猶病
諸夫仁者己欲立而立人己欲
達而達人能近取譬可謂仁之
方也已

子夏曰賢賢易色事父母
能竭其力事君能致其身與朋
友交言而有信雖曰未學吾必
謂之學矣〇子曰君子不重則
不威學則不固主忠信無友不
如己者過則勿憚改〇曾子曰
慎終追遠民德歸厚矣〇子禽
問於子貢曰夫子至於是邦也
必聞其政求之與抑與之與子
貢曰夫子溫良恭儉讓以得之
夫子之求之也其諸異乎人之
求之與〇子曰父在觀其志父
没觀其行三年無改於父之道
可謂孝矣〇有子曰禮之用和
為貴先王之道斯為美小大由
之有所不行知和而和不以禮
節之亦不可行也〇有子曰信
近於義言可復也恭近於禮遠
恥辱也因不失其親亦可宗也
〇子曰君子食無求飽居無求
安敏於事而慎於言就有道而
正焉可謂好學也已〇子貢曰
貧而無諂富而無驕可如〔何〕子曰

〔八〕〔佾〕〔第〕三 ... 〔季〕氏旅於泰山
子謂冉有曰女弗能救與對曰
不能子曰嗚呼曾謂泰山不如
林放乎〇子曰君子無所爭必
也射乎揖讓而升下而飲其爭
也君子〇子夏問曰巧笑倩兮
美目盼兮素以為絢兮何謂也
子曰繪事後素曰禮後乎子曰
起予者商也始可與言詩已矣
〇子曰夏禮吾能言之杞不足
徵也殷禮吾能言之宋不足徵
也文獻不足故也足則吾能徵
之矣〇子曰禘自既灌而往者
吾不欲觀之矣〇或問禘之說
子曰不知也知其說者之於天
下也其如示諸斯乎指其掌
〇祭如在祭神如神在子曰吾不
與祭如不祭〇王孫賈問曰與
其媚於奧寧媚於竈何謂也子
曰不然獲罪於天無所禱也〇
子曰周監於二代郁郁乎文哉
吾從周〇子入太廟每事問或
曰孰謂鄹人之子知禮乎入太

也何如子曰求也千室之邑百乘之家可使為之宰也不知其仁也赤也何如子曰赤也束帶立於朝可使與賓客言也不知其仁也○子謂子貢曰女與回也孰愈對曰賜也何敢望回回也聞一以知十賜也聞一以知二子曰弗如也吾與女弗如也○宰予晝寢子曰朽木不可雕也糞土之墙不可杇也於予與何誅子曰始吾於人也聽其言而信其行今吾於人也聽其言而觀其行於予與改是○子曰吾未見剛者或對曰申棖子曰棖也慾焉得剛○子貢曰我不欲人之加諸我也吾亦欲無加諸人子曰賜也非爾所及也○子貢曰夫子之文章可得而聞也夫子之言性與天道不可得而聞也○子路有聞未之能行唯恐有聞○子貢問曰孔文子何以謂之文也子曰敏而好學不

力不足也子曰力不足者中道而廢今女畫○子謂子夏曰女為君子儒無為小人儒○子游為武城宰子曰女得人焉爾乎曰有澹臺滅明者行不由徑非公事未嘗至於偃之室也○子曰孟之反不伐奔而殿將入門策其馬曰非敢後也馬不進也○子曰不有祝鮀之佞而有宋朝之美難乎免於今之世矣○子曰誰能出不由戶何莫由斯道也○子曰質勝文則野文勝質則史文質彬彬然後君子○子曰人之生也直罔之生也幸而免○子曰知之者不如好之者好之者不如樂之者○子曰中人以上可以語上也中人以下不可以語上也○樊遲問知子曰務民之義敬鬼神而遠之可謂知矣問仁曰仁者先難而後獲可謂仁矣○子曰知者樂水仁者樂山知者動仁者靜知

也子貢曰詩云如切如磋如琢如磨其斯之謂與子曰賜也始可與言詩已矣告諸往而知來者〇子曰不患人之不己知患不知人也

為政第二 凡二十四章

子曰為政以德譬如北辰居其所而衆星共之〇子曰詩三百一言以蔽之曰思無邪〇子曰道之以政齊之以刑民免而無恥道之以德齊之以禮有恥且格〇子曰吾十有五而志于學三十而立四十而不惑五十而知天命六十而耳順七十而從心所欲不踰矩〇孟懿子問孝子曰無違樊遲御子告之曰孟孫問孝於我我對曰無違樊遲曰何謂也子曰生事之以禮死葬之以禮祭之以禮〇孟武伯問孝子曰父母惟其疾之憂〇子游問孝子曰今之孝者是謂能養至於犬馬皆能有養不敬

何以別乎〇子夏問孝子曰色難有事弟子服其勞有酒食先生饌曾是以為孝乎〇子曰吾與回言終日不違如愚退而省其私亦足以發回也不愚〇子曰視其所以觀其所由察其所安人焉廋哉人焉廋哉〇子曰溫故而知新可以為師矣〇子曰君子不器〇子貢問君子子曰先行其言而後從之〇子曰君子周而不比小人比而不周〇子曰學而不思則罔思而不學則殆〇子曰攻乎異端斯害也已〇子曰由誨女知之乎知之為知之不知為不知是知也〇子張學干祿子曰多聞闕疑愼言其餘則寡尤多見闕殆愼行其餘則寡悔言寡尤行寡悔祿在其中矣〇哀公問曰何為則民服孔子對曰舉直錯諸枉則民服舉枉錯諸直則民不服〇季康子問使民敬忠以勸如之何子曰臨之以莊則敬孝慈則忠舉善而教不能則勸〇或謂孔子曰子奚不為政子曰書云孝乎惟孝友于兄弟施於有政是亦為政奚其為為政〇子曰人而無信不知其可也大車無輗小車無軏其何以行之哉〇子張問十世可知也子曰殷因於夏禮所損益可知也周因於殷禮所損益可知也其或繼周者雖百世可知也〇子曰非其鬼而祭之諂也見義不為無勇也

八佾第三 凡二十六章

孔子謂季氏八佾舞於庭是可忍也孰不可忍也〇三家者以雍徹子曰相維辟公天子穆穆奚取於三家之堂〇子曰人而不仁如禮何人而不仁如樂何〇林放問禮之本子曰大哉問禮與其奢也寧儉喪與其易也寧戚〇子曰夷狄之有君不如諸夏之亡也〇季氏旅於泰山子謂冉有曰女弗能救與對曰不能子曰嗚呼曾謂泰山不如林放乎〇子曰君子無所爭必也射乎揖讓而升下而飲其爭也君子〇子夏問曰巧笑倩兮美目盼兮素以為絢兮何謂也子曰繪事後素曰禮後乎子曰起予者商也始可與言詩已矣〇子曰夏禮吾能言之杞不足徵也殷禮吾能言之宋不足徵也文獻不足故也足則吾能徵之矣〇子曰禘自既灌而往者吾不欲觀之矣〇或問禘之說子曰不知也知其說者之於天下也其如示諸斯乎指其掌〇祭如在祭神如神在子曰吾不與祭如不祭〇王孫賈問曰與其媚於奧寧媚於竈何謂也子曰不然獲罪於天無所禱也〇子曰周監於二代郁郁乎文哉吾從周〇子入大廟每事問或曰孰謂鄹人之子知禮乎入大廟每事問子聞之曰是禮也〇子曰射不主皮為力不同科古之道也〇子貢欲去告朔之餼羊子曰賜也爾愛其羊我愛其禮〇子曰事君盡禮人以為諂也〇定公問君使臣臣事君如之何孔子對曰君使臣以禮臣事君以忠〇子曰關雎樂而不淫哀而不傷〇哀公問社於宰我宰我對曰夏后氏以松殷人以栢周人以栗曰使民戰栗子聞之曰成事不說遂事不諫既往不咎〇子曰管仲之器小哉或曰管仲儉乎曰管氏有三歸官事不攝焉得儉然則管仲知禮乎曰邦君樹塞門管氏亦樹塞門邦君為兩君之好有反坫管氏亦有反坫管氏而知禮孰不知禮〇子語魯大師樂曰樂其可知也始作翕如也從之純如也皦如也繹如也以成〇儀封人請見曰君子之至於斯也吾未嘗不得見也從者見之出曰二三子何患於喪乎天下之

公冶長第五 凡二十七章

子謂公冶長可妻也雖在縲絏之中非其罪也以其子妻之〇子謂南容邦有道不廢邦無道免於刑戮以其兄之子妻之〇子謂子賤君子哉若人魯無君子者斯焉取斯〇子貢問曰賜也何如子曰女器也曰何器也曰瑚璉也〇或曰雍也仁而不佞子曰焉用佞禦人以口給屢憎於人不知其仁焉用佞〇子使漆雕開仕對曰吾斯之未能信子說〇子曰道不行乘桴浮於海從我者其由與子路聞之喜子曰由也好勇過我無所取材〇孟武伯問子路仁乎子曰不知也又問子曰由也千乘之國

可使治其賦也不知其仁也求也何如子曰求也千室之邑百乘之家可使為之宰也不知其仁也赤也何如子曰赤也束帶立於朝可使與賓客言也不知其仁也〇子謂子貢曰女與回也孰愈對曰賜也何敢望回回也聞一以知十賜也聞一以知二子曰弗如也吾與女弗如也〇宰予晝寢子曰朽木不可雕也糞土之牆不可杇也於予與何誅子曰始吾於人也聽其言而信其行今吾於人也聽其言而觀其行於予與改是〇子曰吾未見剛者或對曰申棖子曰棖也慾焉得剛〇子貢曰我不欲人之加諸我也吾亦欲無加諸人子曰賜也非爾所及也〇子貢曰夫子之文章可得而聞也夫子之言性與天道不可得而聞也〇子路有聞未之能行唯恐有聞〇子貢問曰孔文子何以謂之文也子曰敏而好學不恥下問是以謂之文也〇子謂子產有君子之道四焉其行己也恭其事上也敬其養民也惠其使民也義〇子曰晏平仲善與人交久而敬之〇子曰臧文仲居蔡山節藻梲何如其知也〇子張問曰令尹子文三仕為令尹無喜色三已之無慍色舊令尹之政必以告新令尹何如子曰忠矣曰仁矣乎曰未知焉得仁崔子弑齊君陳文子有馬十乘棄而違之至於他邦則曰猶吾大夫崔子也違之之一邦則又曰猶吾大夫崔子也違之何如子曰清矣曰仁矣乎曰未知焉得仁〇季文子三思而後行子聞之曰再斯可矣〇子曰甯武子邦有道則知邦無道則愚其知可及也其愚不可及也〇子在陳曰歸與歸與吾黨之小子狂簡斐然成章不知所以裁之〇子曰伯夷叔齊不念舊惡怨是用希〇子曰孰謂微生高直或乞醯焉乞諸其鄰而與之〇子曰巧言令色足恭左丘明恥之丘亦恥之匿怨而友其人左丘明恥之丘亦恥之〇顏淵季路侍子曰盍各言爾志子路曰願車馬衣輕裘與朋友共敝之而無憾顏淵曰願無伐善無施勞子路曰願聞子之志子曰老者安之朋友信之少者懷之〇子曰已矣乎吾未見能見其過而內自訟者也〇子曰十室之邑必有忠信如丘者焉不如丘之好學也

雍也第六 凡二十八章

子曰雍也可使南面〇仲弓問子桑伯子子曰可也簡仲弓曰居敬而行簡以臨其民不亦可乎居簡而行簡無乃大簡乎子曰雍之言然〇哀公問弟子孰為好學孔子對曰有顏回者好學不遷怒不貳過不幸短命死矣今也則亡未聞好學者也〇子華使於齊冉子為其母請粟子曰與之釜請益曰與之庾冉子與之粟五秉子曰赤之適齊也乘肥馬衣輕裘吾聞之也君子周急不繼富原思為之宰與之粟九百辭子曰毋以與爾鄰里鄉黨乎〇子謂仲弓曰犂牛之子騂且角雖欲勿用山川其舍諸〇子曰回也其心三月不違仁其餘則日月至焉而已矣〇季康子問仲由可使從政也與子曰由也果於從政乎何有曰賜也可使從政也與曰賜也達於從政乎何有曰求也可使從政也與曰求也藝於從政乎何有〇季氏使閔子騫為費宰閔子騫曰善為我辭焉如有復我者則吾必在汶上矣〇伯牛有疾子問之自牖執其手曰亡之命矣夫斯人也而有斯疾也斯人也而有斯疾也〇子曰賢哉回也一簞食一瓢飲在陋巷人不堪其憂回也不改其樂賢哉

難有事弟子服其勞有酒食先
生饌曾是以為孝乎○子曰吾
與回言終日不違如愚退而省
其私亦足以發回也不愚○子
曰視其所以觀其所由察其所
安人焉廋哉人焉廋哉○子曰
溫故而知新可以為師矣○子
曰君子不器○子貢問君子子
曰先行其言而後從之○子曰
君子周而不比小人比而不周
也已○子曰由誨女知之乎知
之為知之不知為不知是知也
○子張學干祿子曰多聞闕疑
學則殆○子曰攻乎異端斯害
慎言其餘則寡尤多見闕殆慎
行其餘則寡悔言寡尤行寡悔
祿在其中矣○哀公問曰何為
則民服孔子對曰舉直錯諸枉
則民服舉枉錯諸直則民不服
○季康子問使民敬忠以勸如

之何子曰臨之以莊則敬孝慈
則忠舉善而教不能則勸○或
謂孔子曰子奚不為政子曰書
云孝乎惟孝友于兄弟施於有
政是亦為政奚其為為政○子
曰人而無信不知其可也大車
無輗小車無軏其何以行之哉
○子張問十世可知也子曰殷
因於夏禮所損益可知也周因
於殷禮所損益可知也其或繼
周者雖百世可知也○子曰非
其鬼而祭之諂也見義不為無
勇也

八佾第三 凡二十六章

孔子謂季氏八佾舞於庭是可
忍也孰不可忍也○三家者以
雍徹子曰相維辟公天子穆穆
奚取於三家之堂○子曰人而
不仁如禮何人而不仁如樂何
○林放問禮之本子曰大哉問
禮與其奢也寧儉喪與其易也
寧戚○子曰夷狄之有君不如
諸夏之亡也○季氏旅於泰山
子謂冉有曰女弗能救與對曰
不能子曰嗚呼曾謂泰山不如
林放乎○子曰君子無所爭必
也射乎揖讓而升下而飲其爭
也君子○子夏問曰巧笑倩兮
美目盼兮素以為絢兮何謂也
子曰繪事後素曰禮後乎子曰
起予者商也始可與言詩已矣
○子曰夏禮吾能言之杞不足
徵也殷禮吾能言之宋不足徵
也文獻不足故也足則吾能徵
之矣

子曰人之過也各於其黨觀過斯知仁矣○子曰朝聞道夕死可矣○子曰士志於道而恥惡衣惡食者未足與議也○子曰君子之於天下也無適也無莫也義之與比○子曰君子懷德小人懷土君子懷刑小人懷惠○子曰放於利而行多怨○子曰能以禮讓為國乎何有不能以禮讓為國如禮何○子曰不患無位患所以立不患莫己知求為可知也○子曰參乎吾道一以貫之曾子曰唯子出門人問曰何謂也曾子曰夫子之道忠恕而已矣○子曰君子喻於義小人喻於利○子曰見賢思齊焉見不賢而內自省也○子曰事父母幾諫見志不從又敬不違勞而不怨○子曰父母在不遠遊遊必有方○子曰三年無改於父之道可謂孝矣○

生高直或乞醯焉乞諸其鄰而與之○子曰巧言令色足恭左丘明恥之丘亦恥之匿怨而友其人左丘明恥之丘亦恥之○顏淵季路侍子曰盍各言爾志子路曰願車馬衣輕裘與朋友共敝之而無憾顏淵曰願無伐善無施勞子路曰願聞子之志子曰老者安之朋友信之少者懷之○子曰已矣乎吾未見能見其過而內自訟者也○子曰十室之邑必有忠信如丘者焉不如丘之好學也

雍也第六 凡二十八章

子曰雍也可使南面仲弓問子桑伯子子曰可也簡仲弓曰居敬而行簡以臨其民不亦可乎居簡而行簡無乃大簡乎子曰雍之言然○哀公問弟子孰為好學孔子對曰有顏回者好學不遷怒不貳過不幸短命死矣今也則亡未聞好學者也○子

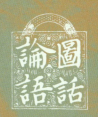

微子第十八

01 微子去之,箕子为之奴,比干谏而死。孔子曰:"殷有三仁焉!"

02 柳下惠为士师,三黜(chù)。人曰:"子未可以去乎?"曰:"直道而事人,焉往而不三黜?枉道而事人,何必去父母之邦?"

03 齐景公待孔子,曰:"若季氏则吾不能,以季、孟之间待之。"曰:"吾老矣,不能用也。"孔子行。

04 齐人归女乐(yuè),季桓子受之,三日不朝。孔子行。

05 楚狂接舆(yú)，歌而过孔子，曰："凤兮！凤兮！何德之衰？往者不可谏，来者犹可追。已而！已而！今之从政者殆而！"孔子下，欲与之言。趋而辟（同"避"）之，不得与之言。

06 长沮(jū)、桀溺耦(ǒu)而耕。孔子过之，使子路问津焉。长沮曰："夫(fū)执舆者为谁？"子路曰："为孔丘。"曰："是鲁孔丘与（同'欤'）？"曰："是也。"曰："是知津矣！"问于桀溺，桀溺曰："子为谁？"曰："为仲由。"曰："是鲁孔丘之徒与？"对曰："然。"曰："滔滔者，天下皆是也，而谁以易之？且而与其从辟（同'避'）人之士也，岂若从辟世之士哉？"耰(yōu)而不辍(chuò)。子路行以告，夫子怃(wǔ)然曰："鸟兽不可与同群！吾非斯人之徒与而谁与（同'欤'）？天下有道，丘不与易也。"

⑦ 子路从而后，遇丈人，以杖荷蓧(diào)。子路问曰："子见夫子乎？"丈人曰："四体不勤，五谷不分，孰为夫子？"植其杖而芸(yún)。子路拱而立。止子路宿，杀鸡为黍(shǔ)而食之，见其二子焉。明日，子路行以告。子曰："隐者也。"使子路反（同"返"）见之。至，则行矣。子路曰："不仕无义。长幼之节，不可废也；君臣之义，如之何其废之？欲洁其身，而乱大伦。君子之仕也，行其义也。道之不行，已知之矣！"

⑧ 逸民：伯夷、叔齐、虞仲、夷逸、朱张、柳下惠、少连。子曰："不降其志，不辱其身，伯夷、叔齐与（同'欤'）！"谓柳下惠、少连："降志辱身矣，言中伦，行

中虑,其斯而已矣!"谓虞仲、夷逸:"隐居放言,身中清,废中权。""我则异于是,无可无不可。"

09 大(同"太")师挚(zhì)适齐,亚饭干(gān)适楚,三饭缭(liáo)适蔡,四饭缺适秦,鼓方叔入于河,播鼗(táo)武入于汉,少师阳、击磬襄入于海。

10 周公谓鲁公曰:"君子不施(chí)其亲,不使大臣怨乎不以。故旧无大故,则不弃也。无求备于一人。"

11 周有八士:伯达、伯适(kuò)、仲突、仲忽、叔夜、叔夏、季随、季骀(guā)。

颜祖 字襄,或字子商,春秋末期鲁国人。孔门七十二贤之一。

司马耕 一名犁,子姓,向氏,字子牛,春秋末期宋国人。孔门七十二贤之一。

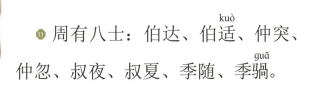

微子第十八

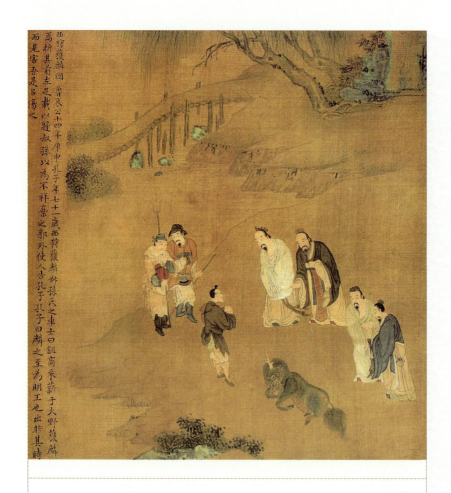

西狩获麟图

鲁哀公十四年庚申，孔子年七十一岁。西狩获麟。叔孙氏之车士兵曰鉏商，采薪于大野获麟，折其前左足，载以归。叔孙以为不祥，弃之郭外。使人告孔子，孔子往曰：「麟之至，为明王也，出非其时而见害，吾是以伤之。」

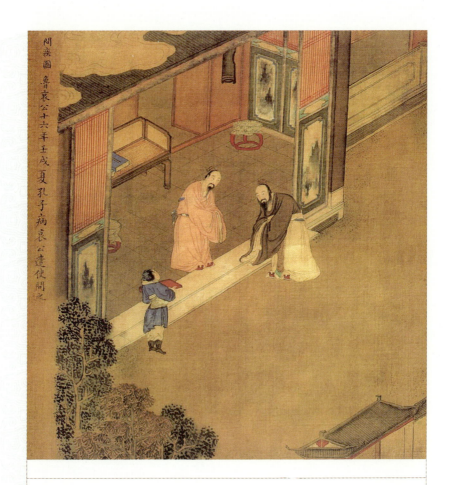

问疾图

鲁哀公十六年壬戌夏,孔子病,哀公遣使问之。

微子第十八

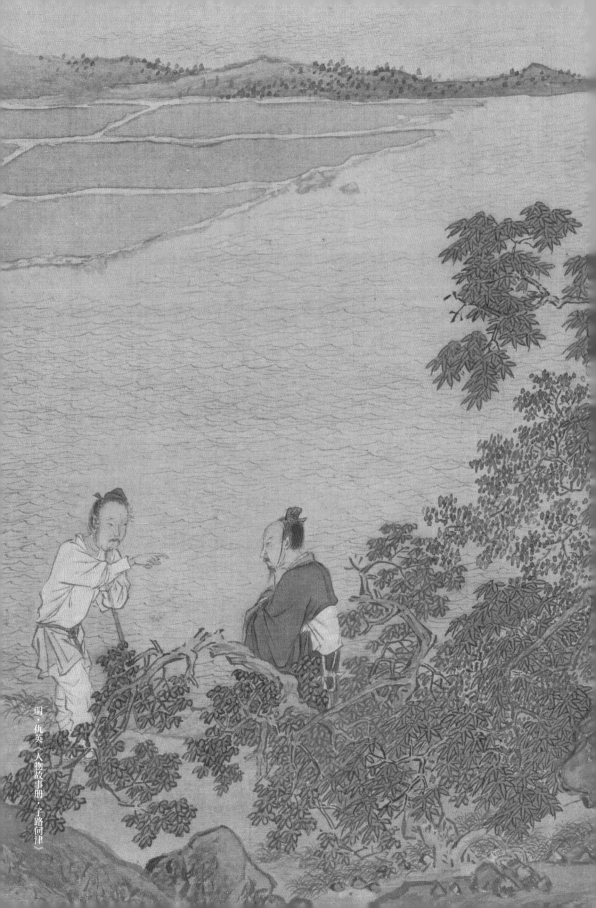

明·仇英《人物故事册·子路问津》

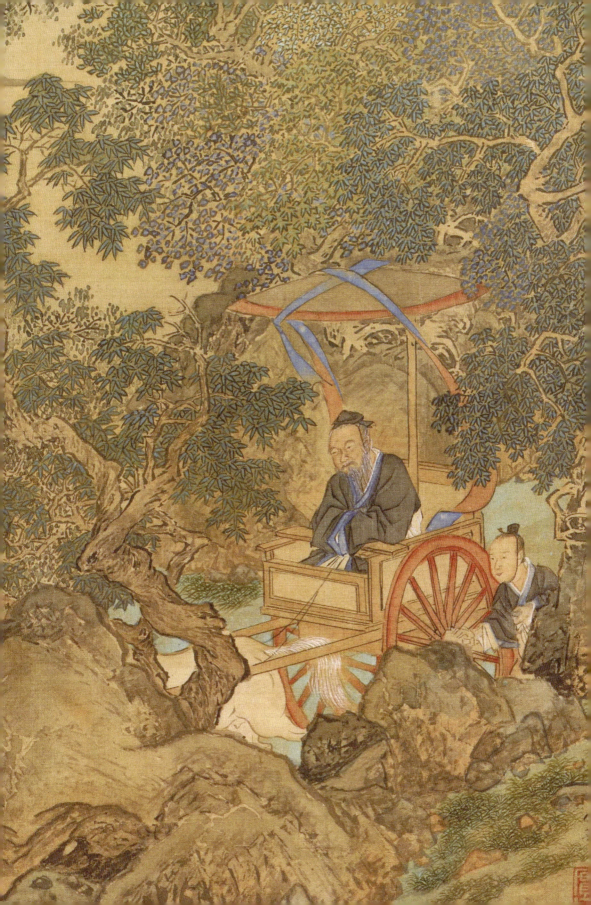

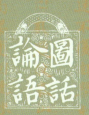

子張第十九

子张第十九

① 子张曰:"士见危致命,见得思义,祭思敬,丧思哀,其可已矣。"

② 子张曰:"执德不弘,信道不笃,焉能为有?焉能为亡(同'无')?"

③ 子夏之门人问交于子张。子张曰:"子夏云何?"对曰:"子夏曰:'可者与之,其不可者拒之。'"子张曰:"异乎吾所闻'君子尊贤而容众,嘉善而矜不能',我之大贤与(同'欤'),于人何所不容?我之不贤与,人将拒我,如之何其拒人也?"

④ 子夏曰:"虽小道,必有可观者焉,致远恐泥,是以君子不为也。"

⑤ 子夏曰:"日知其所亡(同'无'),月无忘其所能,可谓好学也已矣!"

⑥ 子夏曰:"博学而笃(dǔ)志,切问而近思,仁在其中矣。"

⑦ 子夏曰:"百工居肆以成其事,君子学以致其道。"

⑧ 子夏曰："小人之过也必文。"

⑨ 子夏曰："君子有三变：望之俨(yǎn)然，即之也温，听其言也厉。"

⑩ 子夏曰："君子信而后劳其民，未信则以为厉己也；信而后谏，未信则以为谤己也。"

⑪ 子夏曰："大德不逾闲，小德出入可也。"

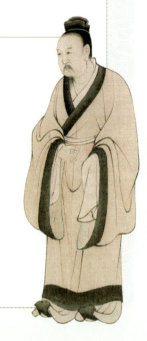

公伯僚　字子周，春秋末期鲁国人。孔门七十二贤之一。

⑫ 子游曰:"子夏之门人小子,当洒扫、应对、进退,则可矣,抑末也;本之则无。如之何?"子夏闻之曰:"噫!言游过矣!君子之道,孰先传焉?孰后倦焉?譬诸草木,区以别矣。君子之道,焉可诬也?有始有卒者,其唯圣人乎!"

⑬ 子夏曰:"仕而优则学,学而优则仕。"

⑭ 子游曰:"丧致乎哀而止。"

⑮ 子游曰:"吾友张也,为难能也,然而未仁。"

⑯ 曾子曰:"堂堂乎张也！难与并为仁矣。"

⑰ 曾子曰:"吾闻诸夫子:'人未有自致者也，必也亲丧乎！'"

⑱ 曾子曰:"吾闻诸夫子:'孟庄子之孝也，其他可能也；其不改父之臣与父之政，是难能也。'"

⑲ 孟氏使阳肤为士师，问于曾子。曾子曰:"上失其道，民散久矣！如得其情，则哀矜而勿喜。"

❷⓿ 子贡曰:"纣之不善,不如是之甚也。是以君子恶居下流,天下之恶皆归焉。"

❷❶ 子贡曰:"君子之过也,如日月之食焉。过也,人皆见之;更也,人皆仰之。"

❷❷ 卫公孙朝问于子贡曰:"仲尼焉学?"子贡曰:"文武之道,未坠于地,在人。贤者识其大者,不贤者识其小者,莫不有文武之道焉。夫子焉不学,而亦何常师之有?"

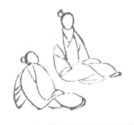

㉓ 叔孙武叔语大夫于朝，曰："子贡贤于仲尼。"子服景伯以告子贡。子贡曰："譬之宫墙：赐之墙也及肩，窥见室家之好；夫子之墙数仞，不得其门而入，不见宗庙之美，百官之富。得其门者或寡矣！夫子之云，不亦宜乎？"

㉔ 叔孙武叔毁仲尼。子贡曰："无以为也！仲尼不可毁也。他人之贤者，丘陵也，犹可逾也；仲尼，日月也，无得而逾焉。人虽欲自绝，其何伤于日月乎？多见其不知量也！"

㉕ 陈子禽谓子贡曰:"子为恭也,仲尼岂贤于子乎?"子贡曰:"君子一言以为知(同'智'),一言以为不知,言不可不慎也!夫子之不可及也,犹天之不可阶而升也。夫子之得邦家者,所谓'立之斯立,道之斯行,绥之斯来,动之斯和,其生也荣,其死也哀'。如之何其可及也?"

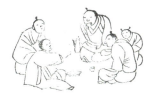

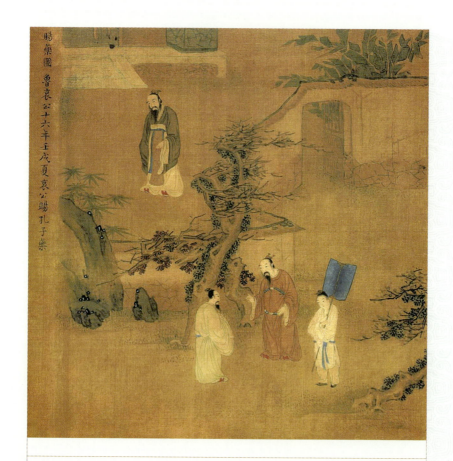

赐药图

鲁哀公十六年壬戌夏，哀公赐孔子药。

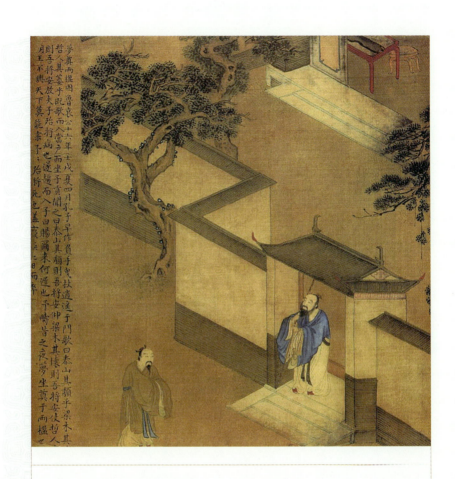

梦奠两楹图

鲁哀公十六年壬戌夏四月,孔子早作,负手曳杖,逍遥于门,歌曰:『泰山其颓乎?梁木其坏乎?哲人其萎乎?』既歌而入,当户而坐。子贡趋而入,夫子曰:『赐!尔来何迟也?予畴昔之夜,坐奠于两楹之间。夫明王不兴,而天下其孰能宗予?予殆将死也。』盖寝疾七日而卒。

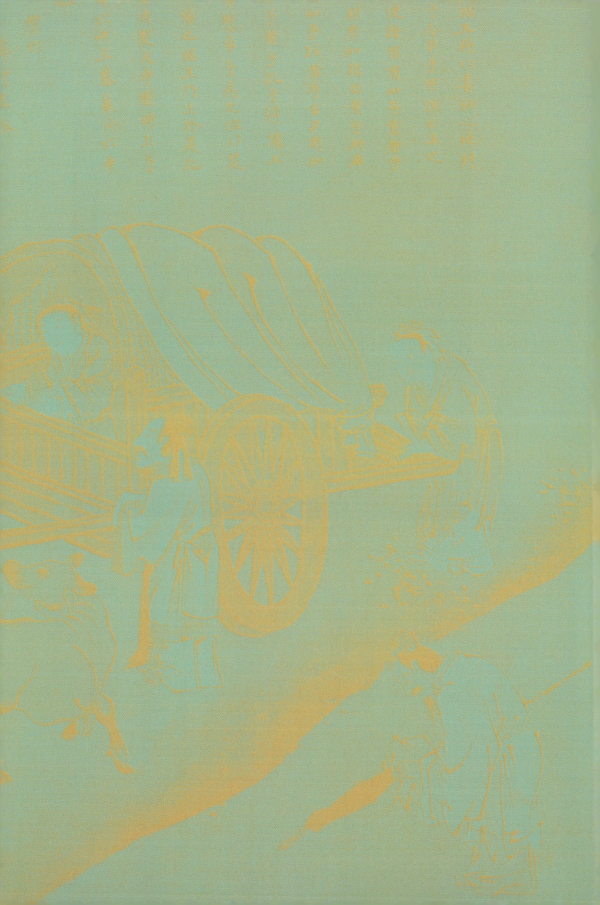

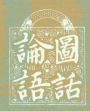

尧曰第二十

尧曰第二十

① 尧曰："咨！尔舜！天之历数在尔躬，允执其中！四海困穷，天禄永终。"舜亦以命禹。曰："予小子履，敢用玄牡，敢昭告于皇皇后帝：有罪不敢赦，帝臣不蔽，简在帝心！朕躬有罪，无以万方；万方有罪，罪在朕躬。""周有大赉(lài)，善人是富。""虽有周亲，不如仁人。百姓有过，在予一人。"谨权量，审法度，修废官，四方之政行焉。兴灭国，继绝世，举逸民，天下之民归心焉。所重：民、食、丧、祭。宽则得众，信则民任焉。敏则有功，公则说（同"悦"）。

孔子

② 子张问于孔子曰:"何如斯可以从政矣?"子曰:"尊五美,屏(bǐng)四恶,斯可以从政矣。"子张曰:"何谓五美?"子曰:"君子惠而不费,劳而不怨,欲而不贪,泰而不骄,威而不猛。"子张曰:"何谓惠而不费?"子曰:"因民之所利而利之,斯不亦惠而不费乎?择可劳而劳之,又谁怨?欲仁而得仁,又焉贪?君子无众寡,无小大,无敢慢,斯不亦泰而不骄乎?君子正其衣冠,尊其瞻视,俨然人望而畏之,斯不亦威而不猛乎?"子张曰:"何谓四恶?"子曰:"不教而杀,谓之虐;不戒视成,谓之暴;慢令致期,谓之贼;犹之与人也,出纳之吝,谓之有司。"

③ 孔子曰:"不知命,无以为君子也;不知礼,无以立也;不知言,无以知人也。"

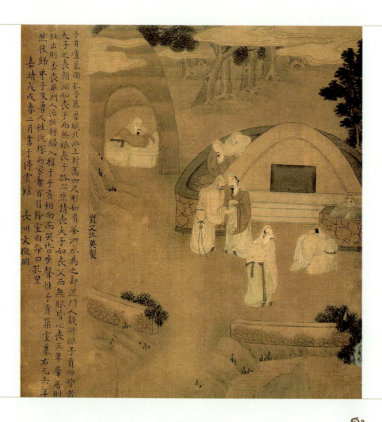

子贡庐墓图

孔子葬于鲁城北泗上，封高四尺，形如负釜，泗水为之却流，门人疑所服。子贡曰：「昔者，夫子之丧颜渊如丧子而无服，丧子路亦然。请丧夫子如丧父而无服。」皆心丧三年，群居则绖，出则否。丧毕，门人治人将归，入揖于子贡，相向而哭，皆失声。惟子贡筑室墓右凡六年，然后归。弟子及鲁人往冢上而家者，百有余室，因名其居曰孔里。